科学出版社"十四五"普通高等教育研究生规划教材

肿瘤学——研究模型与技术

主　编　焦作义　　徐　骁　　刘连新

编　者　马　勇　　马志坚　　王　涛　　王　琦　　王巧燕　　王科深

　　　　文　飞　　古钎林　　石文贵　　代伊薇　　邢宗睿　　刘连新

　　　　关俊宏　　孙　辉　　李　龙　　李　鉴　　李玉民　　李志刚

　　　　李洁茹　　杨　靖　　肖丽霞　　何效娥　　冶慧丽　　沈　贤

　　　　吴玉霞　　张　雪　　张文涛　　张连生　　张俊昶　　张德奎

　　　　陈　昊　　陈使功　　周文策　　周林岩　　周辉年　　赵　斌

　　　　赵慧明　　俞泽元　　贺祺琛　　秦　龙　　贾永宁　　徐　骁

　　　　高翔宇　　郭佳音　　董玉曼　　蒋祥彦　　韩浩波　　焦作义

　　　　蔡伟文

U0225864

科学出版社

北　京

内 容 简 介

本教材以肿瘤研究模型和核心研究技术为基础。其中模型部分介绍了肿瘤生物样本、肿瘤细胞系模型和肿瘤动物模型，并涵盖了肿瘤类器官。技术部分介绍了肿瘤治疗靶点表达检测技术，肿瘤治疗靶点互作因子及活性位点鉴定技术，肿瘤治疗靶点细胞亚定位技术，肿瘤治疗靶点组学筛选技术，肿瘤治疗靶点过表达、敲减及敲除技术，抗原纯化与抗体制备技术及肿瘤治疗靶点晶体结构解析技术，并概述了肿瘤新药研发所涉及的药物筛选、改造、毒理学和药代动力学等研究方法。

本教材主要面向医学类和生物医学类专业研究生及科研人员。本教材具有理论与操作结合、专业与普适结合、基础与前沿结合的特点，为从事肿瘤学研究人员提供了前沿理论知识和实用操作方法。

图书在版编目（CIP）数据

肿瘤学：研究模型与技术 / 焦作义，徐骁，刘连新主编 . -- 北京：科学出版社，2024. 10. -- (科学出版社"十四五"普通高等教育研究生规划教材). -- ISBN 978-7-03-079445-1

Ⅰ. R73

中国国家版本馆 CIP 数据核字第 2024AA6709 号

责任编辑：钟 慧/责任校对：宁辉彩
责任印制：赵 博/封面设计：陈 敬

科 学 出 版 社 出版
北京东黄城根北街 16 号
邮政编码：100717
http://www.sciencep.com
三河市骏杰印刷有限公司印刷
科学出版社发行 各地新华书店经销

*

2024 年 10 月第 一 版 开本：787×1092 1/16
2025 年 1 月第二次印刷 印张：8 1/2
字数：251 000

定价：69.80 元
（如有印装质量问题，我社负责调换）

前　言

本教材积极响应国家政策号召，旨在落实《"健康中国 2030"规划纲要》、实现《中国教育现代化 2035》目标，为满足现代化生物医学类专业人才培养需求编写而成。

本教材以肿瘤潜在治疗靶点的发现、肿瘤治疗药物的研发为线索，着力于基本概念、研究内容与方法、任务和前沿进展三个方面，介绍相应的肿瘤研究模型、肿瘤研究技术及药物研发技术，坚持"概论具体化"的教学思路，培养学生辩证思维能力和引导后续相关课程学习。本教材重学科内容，轻学科边界，目的是激发学生对肿瘤研究的热情和兴趣，引导学生思考，培养生物医学类专业学生的专业意识、职业使命感和科学素养。

本教材旨在为医学类和生物医学类专业学生提供肿瘤学研究的基本知识，开阔学生视野。教材内容图文并茂，具有很强的实用性和可读性，符合教师的教学要求，贴近学生的学习习惯和心理特点。同时，本教材强化引领性、开放性和适当的知识深度，注重人文关怀。在编写内容上，本教材力求体现知识的概念性、新颖性和交叉性，每项技术均以图片形式进行小结，作为内容的引导、提炼和归纳，帮助读者理解和掌握重点内容。

本教材共有十五章，第一至第四章介绍肿瘤研究模型，包括肿瘤生物样本、肿瘤细胞系模型、肿瘤动物模型和肿瘤类器官。第五至第九章介绍肿瘤研究技术，包括肿瘤治疗靶点表达检测技术、肿瘤治疗靶点互作因子及活性位点鉴定技术、肿瘤治疗靶点细胞亚定位技术、肿瘤治疗靶点组学筛选技术及肿瘤治疗靶点过表达、敲减及敲除技术。第十至十五章介绍肿瘤治疗药物研发，包括抗原纯化与抗体制备技术、肿瘤治疗靶点晶体结构解析技术、靶向肿瘤先导化合物的发现技术、从先导化合物向临床候选药物优化技术、候选药物的临床前性质评价及临床试验及肿瘤新药研发实例。焦作义教授负责全书审阅。

本教材的编写得到各位编者及其所在院校领导和同事的大力支持，在此表示衷心的感谢。

本教材在编写过程中参考了大量国内外相关的书籍和文献，在此向所有提供参考资料的作者表示诚挚的谢意。由于教材所涉及的知识面较为广泛，编者来自不同的专业技术领域，行文各有自己的风格，书中不足之处，恳请同行专家及广大读者予以批评指正。

编　者

2024 年 6 月

目　　录

第一章　肿瘤生物样本

第一节　肿瘤生物样本在新药研发中的重要性及应用

一、概　　述

肿瘤生物样本指从患者体内获取的肿瘤组织、血液、尿液、粪便等生物样本。对这些样本的分析可指导治疗方案的制订和调整，同时也为肿瘤学研究提供重要的生物材料，以保障抗肿瘤新策略研发工作的顺利开展。例如组织样本可用于多组学联合检测，明确肿瘤组织异于正常组织的分子病理学改变；血液样本可用于检测患者肿瘤组织释放到血液循环中的肿瘤标志物；粪便样本可用于检测肿瘤患者肠道微生物的改变。本节主要阐述肿瘤生物样本在新药研发中的重要性及应用。

二、肿瘤生物样本在新药研发中的重要性

全球每年大约有 1000 万新发恶性肿瘤患者，恶性肿瘤致死原因在所有死因中居于前列，且仍缺乏有效的治疗药物，治疗选择有限。因此，研发新的抗肿瘤药物、尝试新的肿瘤治疗策略对于提高恶性肿瘤患者远期生存意义重大。首先，肿瘤生物样本可用于新药的靶点发现和验证。通过对肿瘤组织样本的基因组、转录组、蛋白质组等分析，可发现新的靶点，为新药的研发提供重要的依据。其次，肿瘤生物样本可用于新药药效评价。基于新鲜肿瘤组织可构建原代肿瘤细胞系、肿瘤异种移植模型及肿瘤类器官等，通过以上模型进行药物敏感性测试，评估新药的药效和副作用，为新药的临床试验提供重要参考数据。此外，肿瘤生物样本还可用于新药的临床前研究和临床试验，通过对肿瘤生物样本的药物代谢、药物动力学、药物毒性等进行分析与评估，可为新药的临床前研究和临床试验提供重要的数据支持。

三、肿瘤生物样本在新药研发中的应用

（一）靶点发现和验证

1. 基因组学分析　通过对肿瘤组织中的 DNA 进行测序，可确定肿瘤中基因突变的种类及异常的染色体等。

2. 蛋白质组学分析　使用设备（如质谱仪），对肿瘤组织中蛋白质进行鉴定和定量分析，确定蛋白质的种类和表达量；对鉴定出来的蛋白质进行生物信息学分析，包括蛋白质功能注释、通路分析、互作网络分析等，以深入了解肿瘤蛋白质的功能和相互作用；将肿瘤组织和正常组织的蛋白质表达量进行比较，筛选出差异表达的蛋白质，以深入了解肿瘤发生和发展的分子机制；通过细胞实验、动物实验等方法验证筛选出来的蛋白质在肿瘤生长和转移中的作用。

3. 代谢组学分析　主要用于检测肿瘤组织、血液、粪便等标本中的代谢物；收集肿瘤组织或血液样本，并进行适当的处理和保存；使用质谱、核磁共振等技术对代谢产物进行定性和定量测量，获取代谢谱图；对代谢谱图进行数据处理和分析，包括特征选择、聚类分析、主成分分析等，以便发现代谢物的差异表达、代谢途径的变化等信息；通过与数据库进行比较和分析，可以确定代谢物的身份、功能，以及其与疾病相关的作用；通过生物学知识和实验验证，解释代谢组学分析的结果，为疾病诊断和治疗提供参考。

4. 转录组学分析　使用高通量测序技术（如 Illumina HiSeq）对肿瘤组织进行 RNA 测序，产生大量的 RNA 序列数据；对初始测序数据进行质量调控和预先处理，这就包括去除低质量序列、过滤低质量的碱基和去除 rRNA 等；使用比对软件将测序读取与参考基因组进行比对；将比对后的数据进行基因表达分析，包括基因表达量的定量分析、不同基因间的比较、差异表达基因的筛选等；对差异表达基因进行功能解释和生物信息学的分析，如京都基因和基因组数据库（KEGG）代谢通路分析、基因本体论（GO）富集分析、转录因子（transcription factor，TF）和微 RNA（microRNA，miRNA）靶基因预测等。

（二）新药药物代谢动力学及安全性评价

肿瘤患者在接受新药物治疗后需采集患者生物样本，基于此样本对药物在体内的代谢、分布、消除及药物对人体的毒性进行分析和评估。大致步骤如下：

1. 样本采集　采集肿瘤生物样本，如血液、尿液、组织等。

2. 样本前处理　对采集的样本进行前处理，如离心、过滤、加热等，以去除干扰物质，保证分析结果的准确性。

3. 药物浓度分析　使用适当的分析方法，如高效液相层析（HPLC）或质谱法（MS），测定样本中药物的浓度。

4. 药物代谢分析　通过检测样本中药物代谢产物的形成和消失，了解药物在体内的代谢途径和速率。

5. 药物动力学（简称药动学）分析　根据药物浓度和代谢分析结果，计算药物在体内的吸收、分布、代谢和消除等参数，评估药物的药效动力学（简称药效学）和药动学特性。

6. 药物毒性评估　通过检测样本中药物代谢产物和生化指标的变化，评估药物对人体的毒性和安全性，确定药物的剂量和使用方式，通过以上途径指导临床治疗决策。

（三）液体活检分析

液体活检技术可通过患者体液情况来反映肿瘤状态，无创且能提供丰富的动态肿瘤相关分子信息，其在肿瘤治疗的早期诊断、用药指导、疗效监测和耐药机制探索等方面具有良好的应用潜力。液体活检技术主要包括循环肿瘤细胞分析、循环肿瘤 DNA 分析和循环外泌体（细胞外囊泡）标志物分析。

1. 循环肿瘤细胞（circulating tumor cell，CTC）分析　旨在对患者血液样本中的肿瘤细胞数量、特征和分布等信息进行分析检测，其在药物筛选、疗效评估及微转移检测等方面均有应用。可通过细胞表面标记、荧光染色和聚合酶链反应（polymerase chain reaction，PCR）等技术来检测和分析 CTC 的数量和特征，以评估肿瘤侵袭力及转移能力。

2. 循环肿瘤 DNA 分析　循环肿瘤 DNA 是一种来源于肿瘤的无细胞 DNA（cell free DNA，cfDNA），可能携带与原发肿瘤相同的突变的致癌基因。循环肿瘤 DNA 分析旨在对患者血液中无细胞 DNA 的致癌突变和基因改变进行检测分析，可以用于肿瘤的诊断、肿瘤治疗预后评估、肿瘤治疗疗效监测和异常遗传/表观遗传研究的液体活检技术的发展。可以通过 PCR、二代测序（next-generation sequencing，NGS）等技术检测和分析循环肿瘤 DNA 的表达和突变特征。

3. 循环外泌体（细胞外囊泡）标志物分析　旨在对患者血液样本中的外泌体及其所载 RNA、蛋白质等分子进行检测。已有文献报道，1ml 血浆即可获取丰富的肿瘤相关分子表达信息，可用于早期肿瘤筛查、肿瘤治疗药物筛选及治疗疗效评估与检测等方面。可通过超速离心法、尺寸排阻色谱法等提取血浆外泌体，进行 RNA、蛋白质提取后，可通过 PCR 检测外泌体 RNA 及质谱技术检测蛋白质表达丰度，分析与肿瘤发生、临床病理特征、治疗疗效相关的外泌体分子标志物。

（四）肿瘤标志物检测

肿瘤标志物是指在肿瘤细胞或肿瘤周围组织中产生的一种特殊蛋白质或其他分子，其水平的高低可以反映肿瘤的进展情况，该检测可通过非侵入性的检测方法客观反映患者的治疗效果与预后。常见的肿瘤标志物包括癌胚抗原（carcinoembryonic antigen，CEA）、糖类抗原125（carbohydrate antigen 125，CA125）、糖类抗原19-9（carbohydrate antigen 19-9，CA19-9）、前列腺特异性抗原（prostate specific antigen，PSA）、甲胎蛋白（α-fetoprotein，AFP）等。

第二节　肿瘤生物样本种类及相应功能

不同的肿瘤生物样本具有其不同的功能，各种不同类型的肿瘤生物样本在肿瘤的诊断、预后评估、治疗选择和药物研发等方面具有重要的意义，可以为个体化治疗和精准医疗提供重要基础（图1-1）。

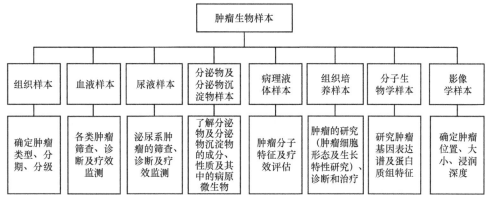

图1-1　常见肿瘤生物样本种类及功能

一、组　织　样　本

肿瘤组织样本包括经手术、穿刺或活检等取得的肿瘤组织、癌旁组织、淋巴结等，是肿瘤病理学诊断的重要依据，可通过分子病理学染色对肿瘤组织结构、分子特征进行鉴定，从而确定肿瘤类型、分期、分级等信息，为临床治疗提供依据。

二、血　液　样　本

肿瘤血液样本包括全血、血浆、血清及外周血单核细胞等，基于此可对常见的肿瘤血液标志物 CEA、CA125、CA19-9、PSA 和液体活检标志物 CTC、ctDNA、外泌体进行检测，这些标志物可用于各类肿瘤的筛查、诊断及疗效监测等。

三、尿　液　样　本

肿瘤尿液样本包括患者尿液、尿沉渣等，可通过尿液分析、尿液沉渣等方法进行分析，了解患者的肾功能、泌尿系统状况和肿瘤的生物学特征。常见的肿瘤尿液标志物包括尿蛋白、尿癌抗原、尿细胞学等，这些标志物可以用于泌尿系肿瘤的筛查、诊断及疗效监测。

四、分泌物及分泌物沉淀物样本

肿瘤分泌物样本的采集方法因分泌物的不同而异，需根据具体情况进行选择，如乳汁、胆汁、胃液、唾液、脑脊液等。肿瘤分泌物及分泌物沉淀物样本可以通过生化学、微生物学等方法进行分析，了解分泌物及分泌物沉淀物的成分、性质及其中的病原微生物等。

五、病理液体样本

肿瘤病理液体样本是指从患者的体腔液中采集的样本，包括腹水、脑脊液、胸腔积液、胆汁等。这些病理液体样本中含有肿瘤细胞、肿瘤标志物、DNA、RNA 等分子，可以通过细胞学、生化学、分子生物学等方法进行分析，了解液体中的细胞形态、成分、分子特征等，可进行肿瘤分子特征及疗效评估。

六、组织培养样本

肿瘤细胞培养物是指从患者的肿瘤组织中采集的肿瘤细胞，采集肿瘤组织的方法通常是通过手术或穿刺等方式，然后将组织切成小块或制备成细胞悬液，放入含有营养物质和生长因子的培养基中进行培养，使肿瘤细胞在培养皿中生长和繁殖，用于肿瘤的研究（肿瘤细胞形态及生长特性研究）、诊断和治疗。

七、分子生物学样本

肿瘤分子生物学样本是指从患者的肿瘤组织、血液、尿液等样本中采集的分子生物学样本，包括肿瘤 DNA、RNA、蛋白质等分子。肿瘤分子生物学样本的分析方法包括 PCR、测序、芯片技术、蛋白质质谱等，可研究肿瘤基因表达谱及蛋白质组特征。

八、影像学样本

肿瘤影像学样本是指通过医学影像学技术获得的肿瘤影像学图像，包括 X 线、计算机断层成像（CT）、磁共振成像（MRI）、正电子发射体层成像（PET）等影像学图像。肿瘤影像学样本的分析方法包括影像学诊断、计算机辅助诊断、影像学分析等，可确定肿瘤位置、大小、浸润深度。

第三节 肿瘤生物样本库的构建规范及质量控制

一、概　　述

几十年来，肿瘤生物样本库一直在创建新的研究平台和新的可能性，在"新生物学"时代，人类肿瘤生物样本库可以帮助研究人员理解生物多样性的复杂机制及人类健康状态的生理和病理机制。因此，肿瘤生物样本库的构建至关重要。肿瘤生物样本库的建设包括样本的采集、处理、储存、管理等，其对上述方面的要求远超普通实验室，相应的构建规范及质量控制也与普通实验室有显著差异。肿瘤生物样本库的核心是生物样本，其质控的核心内容也是生物样本的质量保证（quality assurance，QA）和质量控制（quality control，QC）。

二、构　建　过　程

生物样本库的建立主要包括生物样本采集、生物样本处理、生物样本储存及生物样本信息管理。在开展每一项研究前都需要制订系统的样本采集计划，包括采样涉及的疾病类型，采样种类、数量、方式，样本的储存和利用。随后需要将采集计划交予学术委员会审核，剔除冗余的步骤和不必要的采样。最后将计划提交医学伦理委员会审批。至此，便可以开始构建生物样本库（图 1-2）。

（一）生物样本采集

建立标准化的生物样本采集流程是生物样本库建立的要点。采集样本前需要确定患者病历资料是否完整，样本采集的种类、方式、数量、采集时间点是否明确。以组织样本为例，采集样本前，应准备好样本储存器具和取材用具；采集样本时，应当在不影响临床诊断的前提下取材；由于组织离体便会发生缺氧，所以为了减少细胞损伤，应当尽可能缩短采集时间，最好在 30min 内完成；为了减少细胞活动对核酸的影响，采集完成后，应当尽快降低样本的温度；采集过程中应避免重复使用器械而导致样本的交叉污染；采集肿瘤样本时应当同时采集癌灶、癌旁及正常组织（癌灶组织取材：采集肿瘤侵犯最深处及肿瘤和正常组织交界处组织；癌旁组织取材：采集距离肿瘤边缘 3cm 以内的组织；正常组织取材：采集距离肿瘤边缘 3cm 以上或距离肿瘤边缘最远的组织）。

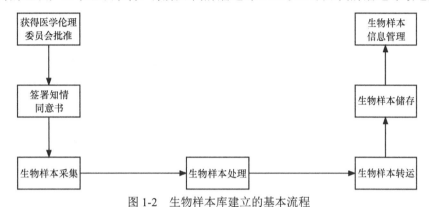

图 1-2　生物样本库建立的基本流程

（二）生物样本处理

为了更高效和快捷的研究，在取得原始生物样本后，还需要对样本进行相应处理来获得样本的衍生产物。对样本进行处理可减少原始样本使用量，控制样本质量。以组织样本为例，研究者可从快速冰冻保存的样本中提取 DNA、RNA、蛋白质；也可将经甲醛溶液固定后的样本进行石蜡切片使用；还可从新鲜样本中提取原代细胞，将其培养为细胞系。

（三）生物样本储存

多数生物样本都需要在超低温下储存，完成样本采集后，应该按照标准流程立刻储存。储存温度越低，样本内各种成分的稳定性越好，同时其保存时间也越长。生物大分子、细胞、组织、器官的常用储存温度为 –80℃、–140℃或 –196℃。样本在冻存过程中，样本中的水分子会逐渐形成冰晶，而冰晶形成速度及大小都会影响样本质量，所以建议统一应用每分钟降低 1℃的冷却速率。虽然样本在超低温下能够长期保证质量，但是，实验需要取用样本时，尤其是多次取用样本，会导致样本反复冻融，继而加快生物大分子的降解，影响样本的质量。故处理样本前，优先将样本分装为足够一次实验的用量，避免反复冻融。此外，储存容器的材料也会影响样本的质量，因为超低温状态下许多材料的自身属性会发生变化，所以应当选择能够承受快速降低至超低温、维持长期低温储存环境的储存容器。

（四）生物样本信息管理

生物样本信息管理包括样本相关的临床信息及样本的运转信息，是生物样本库高效运转的关键。随着生物样本库中样本的数量越来越多，传统的手工管理就会变得混乱不堪，也会变得繁杂冗长，在这种情况下，应用条形码等技术不仅可以快速定位样本位置，也可以快速查阅样本取用情况。样本的信息化录入只是生物样本信息管理的一个方面，其他还有样本产生数据的管理、生物样本库自身的信息管理、信息安全等。

三、构建规范与质量控制

生物样本库不是以研究为目的的储存机构，而是由多个不同部门组成的庞大组织机构。首先建立成体系的管理模式，并执行研究的各项标准；其次，结合建库经验和自身实践，制定质控标准，提高样本质量。目前，国内尚没有针对生物样本库构建提出的质量管理标准，可参考国际生物库管理标准，如 ISO 15189：2022《医学实验室——质量和能力的要求》和 ISO/IEC 17025：2017《检测和校准实验室能力的通用要求》等，并结合自身实际情况建立生物样本库的质量管理标准。同时，生物样本库还需要设立质量手册、程序文件、标准操作流程、培训、质控等。

第四节　生物样本高通量检测技术

一、概　　述

通过少量生物样本检测肿瘤标志物和筛选药物的高通量检测技术已被用于个体化肿瘤治疗。目前已开发了不同的高通量检测技术，用于细胞分泌物质的检测或药物的传递和筛选。例如荧光法、高通量单细胞测序技术、高内涵筛选技术等。

二、技术简介

（一）荧光法

随着技术的发展，荧光法已经成为一种有效的放射性标记配体分析方式。荧光法其具有操作简单、灵敏度高、灵活性强等优点，且可在 100ms 内实现大部分区域的综合测量，这使得它在总荧光强度测定中发挥着重要作用。总荧光强度测定与酶促反应产生的荧光物质密切相关，例如蛋白酶诱导的肽荧光团的分解。

（二）高通量单细胞测序技术

高通量单细胞测序技术的原理是将单个细胞的微量全基因组 DNA 进行扩增，获得高覆盖率的完整基因组后进行高通量测序，用于阐明细胞群体差异和细胞进化关系。单细胞测序技术是获取单个细胞基因组信息的技术，该技术可获得单个细胞独有的基因组信息和转录信息。传统测序技术只能获得某一群细胞的平均基因组信息，而单细胞测序技术可以获得某个特定细胞的基因组信息，从而和其他细胞进行对比，以揭示细胞间基因转录的差异。

（三）高内涵筛选技术

高内涵筛选（high content screening，HCS）是当今极受欢迎和信息丰富的细胞筛选技术之一。HCS 是指保持细胞的结构和功能完整，同时检测被筛样品对细胞形态、生长、分化、迁移、凋亡、代谢途径及信号转导等环节的影响，在单一实验中获取大量与基因、蛋白质及其他细胞成分相关的信息，确定其生物活性和潜在毒性的过程。

第五节　总结与展望

随着精准医疗的不断发展，生物样本在肿瘤诊断、治疗、靶点检测、生物标志物鉴定，以及药物筛选中的作用越发重要。且生物样本库的研究正在发生巨大的改变，不仅局限于数据的收集、存储，而且还涉及基因组的相互作用及更加严格的安全控制。此外，在实际的应用中，生物样本库也可以帮助我们更好地了解各种遗传病、代谢病，以及其他精神病，以便于治疗和预防。为了促进生物样本库的发展，应该从应用角度出发，制订适应其本质的发展机制，并采取有效的鼓励措施，以促进生物样本库的发展及应用。因此，应当由相关的机关、组织、企业及其他社会力量，制定相关的法律、技术标准，以及样本应用的相关指引。

第二章 肿瘤细胞系模型

第一节 肿瘤细胞系在新药研发中的重要性及应用

一、概 述

肿瘤细胞系是指一类从肿瘤组织中分离出来的、可以无限制生长和繁殖的细胞，具有不同的形态和生长特性，且携有原癌细胞的遗传特征和生物学特性，允许人们在体外对其进行培养和实验，是研究肿瘤生物学、肿瘤发生机制和肿瘤治疗过程中不可或缺的实验模型。1951年，乔治·奥托·盖（George Otto Gey）博士建立了第一个来源于宫颈癌的人类肿瘤细胞系，并以患者海拉（Hela）的名字进行命名——HeLa细胞。该细胞系作为"试管中的人源癌症"的先例，为研究肿瘤的病理生理学提供了一个标准模型，避免了供体之间的差异，并提高了实验数据的可重复性。

由于肿瘤细胞系是从患者的原发或转移性肿瘤中分离出来的，其基因组和表观基因组等遗传学特征可以反映患者肿瘤的生物学特性和药物敏感性。因此，对肿瘤细胞系进行研究有助于理解肿瘤发生机制和肿瘤细胞的生物学特征，为药物研发提供更精准的靶点和更稳定的筛选模型。

二、新药研发的基础

二十世纪八十年代，美国国家癌症研究所（National Cancer Institute，NCI）引入了一种"以疾病为导向"的药物筛选方法，该方法使用九种不同类型癌症（脑癌、结肠癌、白血病、肺癌、黑色素瘤、卵巢癌、肾癌、乳腺癌和前列腺癌）的60种人类肿瘤细胞系作为研究癌症生物学的模型，称为NCI-60。它将基因组的改变与药物反应互相联系起来，以帮助我们了解癌症患者对药物治疗的反应。2012年，由巴雷蒂娜（Barretina）和加尼特（Garnett）等领导的两个独立研究小组在癌症研究历史上第一次使用不同的高通量平台和分析方法对数百个肿瘤细胞系进行了全面的表征分析，提供了人类肿瘤细胞系的大规模遗传和药理学特征数据。此外，Barretina等还建立了包含947个人类肿瘤细胞系的基因组数据库，其中包括了500个细胞系中24种化合物的药理学图谱，他们汇总了36种肿瘤的数据，并将其命名为肿瘤细胞系百科全书（Cancer Cell Line Encyclopedia，CCLE）。

第二节 现有肿瘤细胞系特点

一、概 述

现有的肿瘤细胞系查询工具主要有美国细胞培养物收藏中心（ATCC，https://www.atcc.org/）、德国微生物菌种保藏中心（DSMZ）数据库（https://www.dsmz.de）、Cellosaurus数据库（https://web.expasy.org/cellosaurus），以及肿瘤细胞系百科全书等。

二、培养及繁殖特征

肿瘤细胞系来源于各种不同类型和亚型的癌症，并且细胞系的稳定始于能够在体内蓬勃生长的肿瘤样本，从而在一定程度上拥有逃避与细胞周期和细胞凋亡控制有关的细胞机制的能力，并允许实验数据的重复性和原始生物材料的无限更新。

三、保留肿瘤的基因组特征

现有的肿瘤细胞系已被进行了大量的基因组学研究,其中包括基因突变、基因拷贝数变异、基因表达等方面的数据,且都被收录在了相关的数据库中。其中,CCLE的遗传特征包含了1650个基因的测序和947种细胞系中的单核苷酸多态性(SNP)阵列拷贝数概况,为肿瘤细胞系中的相关机制研究,以及成簇规律间隔短回文重复(CRISPR)等基因编辑技术提供了巨大的帮助。CCLE所记载的转录物与癌症基因组图谱(The Cancer Genome Atlas,TCGA)的原发性肿瘤和基因型组织表达(Genotype-Tissue Expression,GTEx)项目中正常组织的转录物总体上基本一致,这为相关实验结果的稳定性和可重复性提供了保障。

四、优势与不足

由于体外培养的简单、经济、易实现基因编辑及环境因素可控等特征,且细胞系不再保留原发肿瘤中存在的肿瘤异质性,避免了供体之间的差异,使得特定肿瘤治疗的靶标验证、机制研究和药物疗效评估更加有效。

在有着上述诸多优点的同时,肿瘤细胞系本身也存在许多不足。肿瘤细胞系在培养传代过程中可能会发生基因或染色体突变,导致其与原始肿瘤组织之间出现显著差异,并且不同的肿瘤细胞系对于不同药物的敏感性和耐药性也存在很大差异,因此对药效评估和药理学数据的统计增加了难度。此外,药物在体内的分布和代谢效果在体外培养的过程中也很难模拟。最后,体内和体外微环境之间显著不同(如生长因子依赖性、氧气浓度、与基质或免疫细胞的相互作用等),肿瘤细胞系在体外培养时缺乏与其他类型细胞(如成纤维细胞和免疫细胞)的相互作用,而且它们的生长不受细胞因子和其他细胞信号分子的影响,所以并不能完全地模拟肿瘤在人体内的真实情况。

第三节 原代细胞提取及鉴定

一、概 述

原代细胞(primary culture cell)是指从机体组织中(如人、小鼠、大鼠和兔等)经蛋白酶消化或其他的方法所获得的单个细胞并将其进行体外培养。一般将提取并培养的第1至第10代的细胞统称为原代细胞。原代细胞的应用广泛分布于分子生物学、细胞生物学、病理学等医学基础研究,在生物医药产业如新药筛选、药物代谢、毒理研究和抗癌药物的研究等领域也发挥了重要作用,因此其提取和培养尤为重要。

二、提 取

现有的原代细胞提取方法主要以机械分离法、酶消化法、非酶消化法为主。其提取步骤大致可分为组织收集、消化、离心收集与分瓶培养(图2-1)。

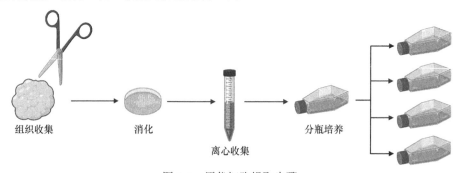

组织收集   消化   离心收集   分瓶培养

图2-1 原代细胞提取步骤

（一）机械分离法

1. 将收集到的机体组织用剪刀剪碎成 1～3mm 的细碎组织块。

2. 用带有抗生素的磷酸盐缓冲液（phosphate buffered saline，PBS）清洗两次后吹打重悬，分散组织细胞。或将已充分剪碎的组织放在注射器内，使细胞通过针头压出。

3. 收集细胞转入离心管中，离心弃上清液。

4. 收集到的细胞中加入含特定血清的培养基，悬浮后转移至培养瓶中培养。

（二）酶消化法

1. 取细胞间质较少的软组织，用 PBS（含抗生素）清洗组织三次，剪成大小为 1～3mm 的细碎组织块。

2. PBS 清洗 2～3 次，以除去血细胞和脂肪。

3. 加入胰蛋白酶，摇匀后放 4℃过夜。

4. 次日再用 PBS 洗涤 2～3 次。

5. 加入少量含血清的培养基吹打分散，细胞计数后按适当的浓度分瓶培养。

（三）非酶消化法 [乙二胺四乙酸（EDTA）消化法]

1. 剪成大小为 1～3mm 的细碎组织块。

2. 将组织块用 PBS（含抗生素）洗涤 2～3 次。

3. 加入消化液（胰蛋白酶、胶原酶或 EDTA），并于 37℃中反应适当时间，直至组织块膨松呈絮状。

4. 弃上清液，加入含有血清的培养基终止消化反应，并用 PBS 洗涤 2～3 次后，加入完全培养基。

5. 吹打悬浮，使细胞分散，用纱网过滤后分瓶培养。

三、鉴　　定

由于分离得到的单细胞种类繁多，且为保证后续传代培养的稳定，需要对得到的原代细胞进行鉴定。主要的鉴定方法包含对精细结构、细胞骨架和组织特异蛋白的免疫检测，以及针对组织细胞特定功能的生化检测。比如桥粒或怀布尔-帕拉德（Weibel-Palade）小体等超微结构分别可以特异性识别上皮细胞和内皮细胞；使用单克隆抗体可以鉴定丝蛋白的性质以帮助区分上皮亚型、间充质细胞和神经细胞；可利用相应的试剂来识别组织特异性和肿瘤特异性抗原以鉴定肿瘤细胞。

四、基于细胞系的模型构建

基于从组织中提取的原代细胞，我们可以将其构建为不同的模型以供研究和实验，细胞系模型可以帮助我们了解并探索细胞的功能、结构和相互作用。现有的细胞系模型主要包括以下几种：①从原代细胞筛选出的可无限繁殖的细胞株；②导入了外源基因以表达特定蛋白的转染细胞系；③ 3D 环境中培养的细胞系；④人工器官模型。

第四节　肿瘤细胞系表型检测

一、增 殖 能 力

可以通过检测细胞的增殖速率以评估细胞系的生长特性，细胞增殖能力的检测方法主要包括克隆形成和无标记增殖监测 [高内涵法、细胞计数-8（CCK-8）法和 MTT 法] 等。

克隆形成是指将单个细胞在体外传代培养 6 代以上，其增殖所形成的细胞群体成为集落或细胞簇，其中单个细胞的克隆形成率，表示接种细胞贴壁后存活并形成克隆的比例。细胞的克隆形成率直接反映了其群体依赖性和增殖能力。

无标记增殖监测是一种用于研究细胞增殖的技术，不需要使用放射性或荧光标记物。无标记增殖监测利用了细胞内的代谢物质，如 DNA、蛋白质和细胞膜脂质等作为指示细胞增殖的生物标记。通过测量这些标记物的数量和质量，可以确定细胞增殖的速率和程度。MTT 法是检测细胞存活数量和生长状况的实验，MTT 是一种可以接受氢离子并作用于活细胞线粒体中呼吸链的黄色染料。后续可以通过酶标仪测定其在 490nm 处的吸光度，可间接反映细胞的存活数量。在一定细胞数量范围内，MTT 形成蓝紫色结晶的量与活细胞数成正比。CCK-8 法同样可以检测细胞增殖能力，并且可以测定某种药物对细胞的毒性，在电子耦合试剂存在的情况下，WST-8(2-(2-甲氧基-4-硝苯基)-3-(4-硝苯基)-5-(2,4-二磺基苯)-2H-四唑单钠盐) 可以被线粒体内的脱氢酶还原生成高度水溶性的橙黄色的甲臜产物，使用酶标仪在 450nm 波长处测定吸光度，可以间接反映活细胞的数量。其颜色的深浅与细胞增殖成正比，与细胞毒性成反比，对同样的细胞，颜色的深浅和细胞数目呈线性关系。

二、迁移和侵袭能力

细胞迁移和侵袭能力指细胞不通过或通过细胞外基质（extra cellular matrix，ECM），在空间上实现定向转移的能力。其检测方法主要有 Transwell 实验和划痕试验。Transwell 实验的原理是利用 Transwell 板中的小室，将上下两个细胞培养室隔离开来，上室中加入细胞，下室中加入血清等诱导剂，通过孔洞的大小和数量限制，仅允许单个细胞通过孔洞进行迁移和侵袭。主要步骤为：选取合适的 Transwell 插入板，可选择铺垫或不铺基质胶，将细胞加入上室，血清加入至下室，培养一定时间后，取出 Transwell 小室，移除上室中的细胞，用染色或其他检测方式查看下室中迁移和侵袭的细胞数量和活性。划痕试验的原理是在细胞培养皿内人为制作一个宽度为 1～2mm 的划痕，然后观察细胞在划痕区域的迁移情况。在实验过程中，可以添加不同浓度的药物或更换细胞培养条件，以研究其对细胞迁移和侵袭的影响。

第五节　总结与展望

肿瘤细胞系模型是肿瘤生物学研究的重要工具之一，它可以为肿瘤发生、发展和治疗等方面提供有价值的信息。在体外培养方面，研究者已经建立了超过 800 多种人类肿瘤细胞系，这些是实现高通量筛选，进行分子生物学和细胞生物学研究的重要前提。在体内研究当中，通过将编辑后的稳定细胞系注射到小鼠的特定部位构建移植瘤模型，可以实现对肿瘤的生长、转移和治疗相关的研究。

目前，在抗肿瘤新药研发的过程当中，肿瘤细胞系仍然是一个非常重要的工具。但是如何在最大化利用其自身优势（低成本、高通量和相对便捷）的同时，进一步缩小与原发病灶在药物敏感性和代谢反应方面的差距仍是亟待解决的难题。相信随着个性化治疗的发展、三维培养技术的应用、共培养模式的不断改善及对细胞遗传和代谢的多维度解析，将极大地促进肿瘤细胞系这一重要实验模型的改进和发展，也将有助于更好地理解肿瘤的生物学特性和开发更有效的抗肿瘤新药。

第三章 肿瘤动物模型

第一节 动物模型的主要分类及在新药研发中的重要性

动物模型是肿瘤研究和药物研发中必不可少的工具之一，可以辅助了解肿瘤生物学特性和治疗反应情况，同时可以用于对药物安全性、药代动力学和药效学的评估。小鼠基因组与人类基因组高度同源，可以模拟人类肿瘤细胞在体内的发生、发展和转移等一系列生物学特征，并具有饲养方便、价格低廉、基因易修饰等优点，因而小鼠肿瘤研究模型成为肿瘤研究及药物研发的重要工具。目前，小鼠肿瘤研究模型主要有：细胞系异种移植小鼠模型、基因工程小鼠模型、环境因素诱导肿瘤小鼠模型、人源化异种移植小鼠模型和其他肿瘤动物模型等。

一、细胞系异种移植小鼠模型

细胞系异种移植（cell derived xenotransplantation，CDX）小鼠模型是一种通过在体外培养人类肿瘤细胞系，然后将其植入免疫缺陷小鼠体内生成的肿瘤模型，是研究肿瘤细胞增殖及体内药物疗效评价的常用模型之一。相较于其他小鼠模型，CDX 小鼠模型是一种相对便宜的模型，使用人和动物肿瘤细胞系产生体内肿瘤，是一种较为简单的模型，在过去被广泛用于肿瘤基因功能验证及药物疗效评价。

二、基因工程小鼠模型

基因工程小鼠模型通常是指引入致癌基因或敲除抑癌基因而建立的小鼠自发肿瘤模型。通过在受精卵的原核中显微注射外源性 DNA 片段，并将其整合到小鼠的基因组中，从而获得转基因小鼠。基因工程小鼠模型主要用于阐明癌症中特定分子或遗传靶标（癌基因和抑癌基因）失调相关的复杂生物过程，在研究靶基因与肿瘤发生、发展之间的关系中具有独到的优势。

基因工程小鼠模型的相对稳定性使其在肿瘤药物发现和药物的临床前转化中具有很大价值。在药物发现的中后期阶段，使用基因工程小鼠模型是最佳的，可以用于先导化合物药用潜力的评估或临床前新化学分子实体药物的结构优化，从而更有效地支持转化过程，以确定肿瘤特异性标志物，了解临床反应的分子决定因素，以及更好地了解与新型药物治疗相关的潜在耐药机制。

三、环境因素诱导肿瘤小鼠模型

环境因素诱导肿瘤小鼠模型是肿瘤生物学中使用的最古老和最多样化的临床前模型之一。这些模型有效地概括了肿瘤发病机制对环境相关致癌物和肿瘤促进剂的时间、剂量依赖性。这些模型通常利用各种致癌多环芳烃 [如 N-丁基-N-(4-羟基丁基)-亚硝胺、偶氮甲烷、苯并芘、聚氨酯等] 单独或与已知的肿瘤启动剂（如佛波酯）组合，以诱导免疫缺陷小鼠出现特定癌症。环境致癌物诱发的肿瘤发病率因致癌物与启动剂之间组合的方案、剂量时间表及所用啮齿动物的品系和年龄而异。

作为一类临床前肿瘤模型，环境因素诱导肿瘤小鼠模型与人类癌症发生发展过程具有高度的临床相关性，能够较好地模拟人类肿瘤生成的基本过程。但相比其优势而言，该模型也有一些不足之处。比如，虽然实施这些模型需要的操作和初始成本较少，但常规实施这些模型所需要的动物维护和护理的漫长时间和相关成本是一个需要考虑的因素，特别是在新药研发过程中。尽管如此，这些模型的组织学和分子表型、转移倾向及在肿瘤进展的多阶段中的免疫和炎症成分变化，使这些肿瘤模型也具备一定的药物转化价值，可用于在药物发现后（早期非临床开发阶段或进入临床试验时）药物的药用效能评估。

四、人源化异种移植小鼠模型

人源化异种移植（patient-derived xenotransplantation，PDX）小鼠模型是一种将患者的新鲜肿瘤组织直接移植到免疫缺陷小鼠中形成的肿瘤模型。由于它能够最大限度地保留患者的肿瘤微环境，并保持原发肿瘤的突变基因及其异质性，所以能更好地反映肿瘤患者对药物的敏感性和耐受性。PDX 模型的成功构建为肿瘤学药物的发现和开发提供了一种强大、严谨且更具临床预测性的方法。

PDX 模型能够较为准确地预测患者肿瘤对特定疗法的临床反应或耐药性。与临床常用化疗药物的药物反应率相比，PDX 模型对其准确预测值可达 90% 及以上。这种临床前-临床相关性的高准确性进一步支持了 PDX 模型对临床结果的高度预测的效能。在这方面，通过在小鼠中连续繁殖传代获得足够数量的肿瘤材料可以进行深入的生化、生理和药理学分析，以便寻找允许开发的新的药物组合方法并用于指导特定肿瘤治疗。鉴于对临床反应的预测潜力，PDX 模型实际上已成为人类癌症的化身模型，可以对新型肿瘤治疗药物进行同步"联合临床试验"。然而，虽然 PDX 模型可以成功地实现临床前研究、药物发现，以及遗传和蛋白质组学的肿瘤标志物分析，但它们在癌症治疗的个体化效能仍然受到建立模型所需时间的严重限制。

五、其他肿瘤动物模型

除以上常规使用的小鼠模型外，还有一些其他肿瘤动物模型也具备较大的研究前景。

例如同系肿瘤小鼠模型是在遗传属性相同且免疫系统健全的小鼠中，移植来自小鼠的肿瘤细胞或组织，得益于相同的遗传背景，模型可以避免免疫排斥。这种模型无须类似免疫缺陷小鼠那样进行免疫重塑，它为研究肿瘤微环境和评价免疫治疗策略提供了重要的研究工具。

第二节　细胞系异种移植小鼠模型

一、概　　述

细胞系异种移植小鼠模型（CDX 小鼠模型）是将体外培养的人体肿瘤细胞系直接植入免疫缺陷的小鼠体内而建立的。这种模型是研究肿瘤细胞增殖及在体内评估药物效果最常采用的模型之一。这种模型由于肿瘤细胞在体外经过长时间的传代，呈现出高度的同源性，因此易于建立且重复性高。

二、技术原理

小鼠是最常用的肿瘤异种移植模型动物，具有独特免疫缺陷背景的不同品系小鼠被用于癌症研究，其中包括裸鼠、非肥胖型糖尿病-重症联合免疫缺陷病（NOD-SCID）小鼠和重度免疫缺陷（M-NSG）小鼠。在这些品系中，M-NSG 小鼠由于缺乏几乎所有类型的免疫细胞（B 细胞、T 细胞、树突状细胞、巨噬细胞和自然杀伤细胞）而表现出最好的免疫缺陷，其次是缺乏 B 细胞和 T 细胞的 NOD-SCID 小鼠，然后是没有 T 细胞的裸鼠。借助这些小鼠免疫缺陷的特性，将人源化的肿瘤细胞系种植于小鼠体内，从而获得用于肿瘤基因功能验证和药物疗效评价的 CDX 动物模型。

三、构建方法

（一）小鼠准备

细胞成瘤前一周购置实验所需数量的4~6周龄裸鼠、NOD-SCID小鼠或M-NSG小鼠于无特定病原（SPF）动物中心进行饲养，让其充分适应实验环境。

（二）细胞准备

复苏待成瘤细胞，并将其传代扩增至实验所需数量，一般选取P2~P5代的肿瘤细胞进行小鼠成瘤。

（三）小鼠成瘤

将处于对数生长期且状态良好的肿瘤细胞胰酶消化离心后使用基质胶（matrigel，人工基膜）和PBS进行重悬（matrigel∶PBS=1∶1），重悬后置于冰上并转移至动物饲养间，抓取待成瘤小鼠使用75%医用酒精棉球擦拭成瘤部位，一般选取小鼠腋窝下方1cm处进行皮下成瘤，使用1ml一次性无菌注射器吸取肿瘤细胞悬液并缓慢皮下注射至成瘤部位，避免气泡产生，1周后观察小鼠的成瘤情况（图3-1）。

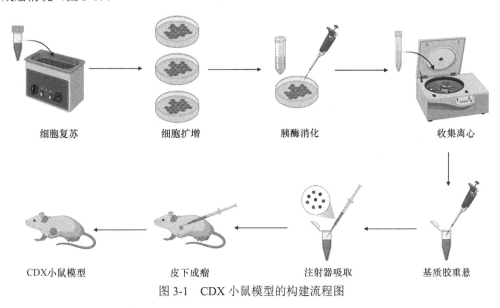

细胞复苏　　　　　细胞扩增　　　　　胰酶消化　　　　　收集离心

CDX小鼠模型　　　　皮下成瘤　　　　注射器吸取　　　　基质胶重悬

图3-1　CDX小鼠模型的构建流程图

四、主要应用

构建CDX小鼠模型的主要目标是建立基础科学和临床研究之间的桥梁，并补充体外模型系统的使用。该模型在活体环境下为研究肿瘤的发生过程提供了一个更复杂的平台。通过这一平台揭示某些癌基因或抑癌基因的相关信号通路和疾病机制，使研究者能够更好地了解某些癌基因或抑癌基因在肿瘤发生中的作用。此外，这些模型的使用可以为临床前药物反应评估提供一个研究工具，明确药物的抗肿瘤效果。

（一）肿瘤基因功能验证

研究者通过基因编辑技术将待检测的靶基因于成瘤细胞中进行敲减、敲除或过表达，然后构建细胞系异种移植模型，观察该模型中小鼠肿瘤体积的变化，以此评估该靶基因在肿瘤发生中的作用。

（二）药物疗效评价

除了使用 CDX 模型进行肿瘤生物学研究外，研究还尝试使用该模型研究肿瘤新治疗方法或化合物/药物的抗肿瘤效果。研究者通过药物治疗 CDX 小鼠模型，观察小鼠肿瘤生长体积的变化，以此评估药物的抗肿瘤效果。

第三节　基因工程小鼠模型

一、概　　述

基因工程小鼠模型（genetically engineered mouse model，GEMM）是通过基因编辑技术将特定的 DNA 序列精确地插入、删除或修改到小鼠的基因组中从而获得具有定向遗传性的小鼠。在肿瘤研究中，基因工程小鼠模型主要用于研究肿瘤在体内的发生、发展及转移过程，评估肿瘤对药物治疗的反应，研究肿瘤微环境对肿瘤发生发展的作用，探究免疫治疗对肿瘤的治疗效果，为肿瘤患者开发新型治疗策略。

二、技术原理及构建过程

基因工程小鼠模型构建中主要使用三种基因修饰技术：胚胎干细胞打靶技术，CRISPR 基因编辑技术及转基因技术。胚胎干细胞打靶技术是利用同源重组获得带有遗传修饰的中靶胚胎干细胞，其可以演变为生殖细胞，这样经修饰的遗传信息由生殖系传递后，能够得到基因修饰小鼠。CRISPR 及其相关蛋白 9（CRISPR/Cas9）系统通过利用小向导 RNA（sgRNA）的特异性将 Cas9 核酸酶导向基因组的明确位置实现 DNA 双链的剪切，这同样通过非同源末端连接引起移码突变来实现基因敲除，或通过同源重组修复使外源片段整合到基因组预设区域。原核微注射法用于转基因技术，它能把设计好的基因注入并随机整合进小鼠的基因组中，从而得到随机插入的转基因小鼠。其一般构建流程如下：首先将中靶的阳性胚胎干细胞、CRISPR/Cas9 载体或线性化的转基因质粒片段移植到小鼠受精卵中，再将受精卵植入假孕母鼠的输卵管内，筛选验证后获得阳性 F0 代小鼠，接下来将阳性 F0 代小鼠与野生型 C57BL/6 小鼠交配后获得 F1 代杂合子基因工程小鼠（图 3-2）。

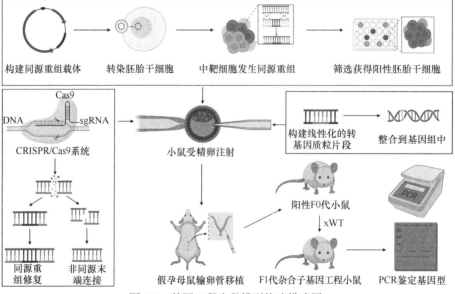

图 3-2　基因工程小鼠模型构建模式图

xWT：与野生型 C57BL/6 小鼠交配

三、主要应用

基因工程小鼠模型是体内研究癌症发生、发展和转移的重要模型，能够较好地评估肿瘤药物治疗效果和发掘耐药机制。由于基因工程小鼠模型具备健全的免疫系统，在肿瘤免疫治疗研究中具有较大的潜力。将基因工程小鼠模型的临床前研究和人类临床试验紧密结合可以更好地开发肿瘤患者的新型治疗策略。

（一）探究肿瘤的发生

基因突变是导致肿瘤形成和发展的重要原因，而基因工程小鼠可以通过靶向编辑小鼠基因组来模拟人类肿瘤基因突变，使得研究人员可以了解单个基因在肿瘤形成中的作用方式，探索这些基因与肿瘤发展的联系。

（二）破译自发性转移形成

大多数临床前转移研究都是在 CDX 小鼠模型中进行的，该模型不能概括发生在患者中的转移过程，基因工程小鼠模型显示肿瘤从头进展和转移的过程，因此对于研究过去不清楚的自发转移形成是必不可少的。

（三）揭示治疗反应和耐药性

为了最大限度地降低新型抗癌疗法在临床试验中失败的风险，在稳定且具有预测性的体内模型中对治疗反应和耐药性进行临床前评估至关重要。基因工程小鼠对靶向治疗和常规化疗的治疗反应与人类患者的反应非常相似，因此基因工程小鼠的临床前药物疗效研究可能会促进针对特定肿瘤的最佳抗癌药物的开发及治疗反应决定因素的鉴定，这些决定因素可用作患者治疗反应的预测肿瘤标志物。此外，基因工程小鼠模型可用于肿瘤治疗耐药机制的研究。

（四）研究肿瘤微环境及免疫治疗效果

基因工程小鼠模型在破译肿瘤细胞外在因素（如肿瘤相关成纤维细胞和免疫细胞）对肿瘤发生的贡献方面是必不可少的。例如在鳞状皮肤癌基因工程小鼠模型中发现肿瘤相关成纤维细胞可以通过增强炎症、血管生成和细胞外基质重塑来刺激肿瘤进展。此外，由于基因工程小鼠在完整的免疫系统背景下发生肿瘤，因此它们在评估肿瘤免疫治疗的疗效方面具有非常大的潜力，基因工程小鼠模型已被广泛用于测试针对肿瘤相关靶点、与肿瘤血管相关的抗原或肿瘤间质内靶点的各种单抗的有效性。

（五）基因工程小鼠的联合临床试验

最近研究人员通过将基因工程小鼠临床前试验与人类临床试验同时进行开发出一种"联合临床试验"范例，以预测治疗反应。这一策略被成功地用于鉴定前列腺癌雄激素剥夺耐药的遗传决定因素，以及克服去势抵抗的新型联合疗法。肿瘤基因工程小鼠的临床前疗效研究可以鉴定出新的肿瘤标志物和联合治疗方案，可用于验证同期进行的人类临床试验或优化未来试验的设计。

第四节　环境因素诱导肿瘤小鼠模型

一、概　　述

环境因素诱导肿瘤小鼠模型是通过将小鼠暴露于各种潜在的致癌物质或环境因素，引发小鼠体内癌症的一种动物模型。这些致癌物质或环境因素可以是化学物质、电离辐射、病原微生物等，它们与小鼠的遗传组成、免疫系统及环境等因素相互作用，引起细胞基因发生突变和紊乱，导致肿瘤的发生和发展。环境因素诱导肿瘤小鼠模型可以用于研究环境因素与肿瘤的关系，探究肿瘤发生的机制等。

二、环境因素分类

常见诱导小鼠肿瘤模型的环境因素包括：

（一）化学物质

1. 亚硝胺类　亚硝胺是存在于腌制肉制品、烟草等中的一种致癌物质，其能够诱发小鼠的肝癌、胃癌等恶性肿瘤。

2. 化学致癌物　多种化学致癌物如甲磺酸乙酯、丙烯酰胺、7,12-二甲基苯并[a]蒽等都可以诱发小鼠的肺癌、肝癌、乳腺癌等恶性肿瘤。

3. 烟草烟雾　烟草烟雾中含有多种致癌物质，如苯并芘等，若将小鼠持续暴露于烟草烟雾环境中，能够诱发小鼠肺癌的发生和发展。

（二）电离辐射

将小鼠置于具有一定辐射量的 X 射线、γ 射线、紫外线等附近进行辐射暴露，可以诱导小鼠肝癌、肺癌、乳腺癌、淋巴瘤等恶性肿瘤的发生，且较高的辐射剂量和较长时间的辐射暴露能够增加肿瘤发生的概率。

（三）病原微生物

通过给小鼠注射或感染某种病原微生物从而诱导小鼠的肿瘤发生。例如，将人乳头瘤病毒 16 型（HPV16）感染到小鼠生殖系统，小鼠出现宫颈癌的病理变化；小鼠幽门螺杆菌感染和高胃泌素血症同时存在时，可诱导小鼠胃癌的发生。

（四）高脂饮食

高脂饮食能够通过调节肠道微生物群和代谢物促进肿瘤的发生。

三、常用诱导方法

1. 涂抹法　通过将致癌物质涂在小鼠的背部和耳部皮肤，主要用于诱导皮肤肿瘤。

2. 口服法　将致癌物质加入水、饲料或直接灌肠，一般用于诱导食管、胃和大肠癌。

3. 注射法　将致癌物质制成液体，通过皮下、肌内、静脉或体腔等方式注入。

4. 气管注入法　直接将致癌物质注入小鼠气管，通常用于诱导肺癌。

5. 线引导法　在无菌管内放致癌物质，经加热液化，吸附在预制的线结上，然后把线引入目标组织诱导肿瘤。

6. 植入法　将致癌物质埋在皮肤下或其他组织内。

四、主要应用

环境因素可以通过引发基因突变和表观遗传学变化，诱导肿瘤的发生和发展。该小鼠模型主要用于研究环境因素与肿瘤的关系，探究肿瘤发生的机制及筛选潜在的抗癌药物。

1. 环境致癌物质筛选　通过暴露小鼠于特定环境因素，如化学物质、辐射等，可以研究这些因素如何引起肿瘤的发生。例如，辐射暴露与肺癌、甲状腺癌等恶性肿瘤的发生有关。

2. 环境致病机制研究　通过研究环境因素与肿瘤的发生发展关系，揭示环境致病机制，为疾病的预防和治疗提供理论基础。例如紫外线可以通过激活 RAS-MEK-ERK 和磷脂酰肌醇 3 激酶/蛋白激酶 B（PI3K-AKT）通路，而导致肿瘤发生。

3. 研究慢性炎症与肿瘤的关系　慢性炎症与多种肿瘤的发生密切相关。通过引入炎症因子或体内感染等方式诱导小鼠发生慢性炎症，可以研究炎症对肿瘤发生的影响。

4. 肿瘤预防研究　利用该小鼠模型，可以研究环境因素与药物、化合物、食品等预防干预措施的相互作用，寻找更有效的肿瘤预防策略。

第五节　人源化异种移植小鼠模型

一、概　　述

由于人源化异种移植小鼠模型能够有效地保留患者肿瘤微环境并维持原发瘤的突变基因和异质性，所以在研究肿瘤机制和筛选临床药物方面已被研究人员广泛采用。

二、构建方法

1. 小鼠准备　4～6 周龄 M-NSG 小鼠饲养于 SPF 动物中心进行饲养，让其充分适应实验环境。

2. 肿瘤组织准备　手术获取患者新鲜肿瘤组织，置于含 1% 谷氨酰胺、1% 双抗及 10% 胎牛血清（FBS）的 DMEM/F12 培养基中，所有操作均在超净台中完成将新鲜肿瘤组织转移到含 PBS 的培养皿中清洗两遍，随后将组织剪为直径 3mm 大小，并放入高浓度基质胶中混匀。

3. 肿瘤种植　取 4～6 周龄的 M-NSG 小鼠，麻醉后用 75% 医用酒精棉球于腋窝部位消毒，剪约 1cm 大小的手术开口，将裹有基质胶的肿瘤组织植入小鼠腋窝皮下，用可吸收抗菌缝线缝合，并放回鼠笼中，待其充分苏醒后转移至笼架，此小鼠为 P1 代。

4. 肿瘤传代　每两天观察一次小鼠，评估肿瘤大小；待小鼠肿瘤体积达到 1000mm^3 时，麻醉小鼠后，获取肿瘤组织，采用相同的方法将肿瘤种于新的 M-NSG 小鼠中，直至获得足量肿瘤模型，并同时将肿瘤组织进行苏木精-伊红染色（hematoxylin-eosin staining，HE 染色）及短串联重复序列（short tandem repeat，STR）鉴定证明与患者肿瘤的同源性（图 3-3）。

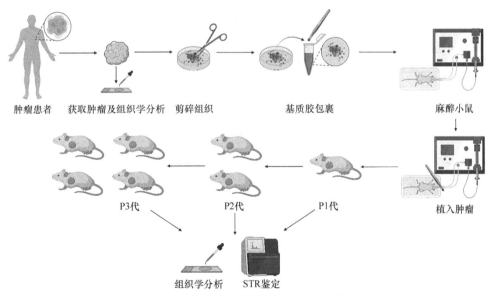

肿瘤患者　获取肿瘤及组织学分析　剪碎组织　基质胶包裹　麻醉小鼠

P3代　P2代　P1代　植入肿瘤

组织学分析　STR鉴定

图 3-3　人源化异种移植小鼠模型的构建流程图

三、主要应用

(一) 药物筛选和肿瘤标志物开发

PDX 小鼠模型已广泛用于多项临床研究。在一些使用 PDX 小鼠模型进行临床前试验的研究中，研究者发现在各类肿瘤 PDX 小鼠模型中，肿瘤靶向药物及传统的细胞毒性药物所显示出的药物反应率，与其在临床试验中的药物反应率相匹配。例如，在肾细胞癌中，PDX 小鼠模型对西罗莫司、舒尼替尼和多维替尼的反应率与临床数据基本一致。在结直肠癌中，表皮生长因子受体（EGFR）抑制剂（西妥昔单抗）对结直肠癌的肿瘤缓解率达到了 10.6%，与临床患者所检测到的肿瘤缓解率十分接近。因此，PDX 小鼠模型已成为抗肿瘤药物临床前试验筛选的一个有力工具。

除了用于临床药物筛选外，PDX 小鼠模型在挖掘潜在肿瘤标志物方面也有较大潜力，例如在黑色素瘤 PDX 小鼠模型中，研究者发现 *BRAF* 基因突变是导致维莫非尼耐药的重要原因，这点在临床检测中也得到了证实。

(二) 联合临床试验

联合临床试验是指与临床前试验平行进行的临床试验。对患者的临床情况、生物学特性和药理学信息，进行全面的解读和融合，以便确定能预测特定疗效的肿瘤标志物。通过构建临床试验患者的 PDX 小鼠模型，并使用新药进行治疗以模拟临床治疗反应，可以有效进行预后、肿瘤标志物的筛选和潜在的药物反应机制的研究。

(三) 精准医疗

近年来，随着肿瘤治疗领域的迅速发展，精准医疗的概念也不断得以深化。精准医疗结合个体患者特征，使用分子靶向药物或免疫治疗以最大限度地提高疗效和最小化副作用。由于 PDX 小鼠模型不仅维持了原发瘤的突变基因与异质性，而且所体现的药物反应率与临床检测结果一致，因此其具备用于精准医疗的独特优势。

(四) 免疫治疗的评估

近年来，免疫治疗在针对各种恶性肿瘤方面取得了广泛的成功。但基于 PDX 小鼠模型和基因工程小鼠模型的局限性，使得研究人员只能通过在 PDX 小鼠模型中重建人类免疫，以期评估免疫治疗。在这种方法中，造血系统与同一患者来源的肿瘤之间的相关性是必要的。通过重建免疫系统型使研究者能够有效利用 PDX 小鼠模型进行肿瘤生物学和免疫学功能的研究，以弥补其他模型的不足。

第六节　其他肿瘤动物模型

同系肿瘤小鼠模型是肿瘤研究的早期动物模型之一，该模型将小鼠来源的肿瘤细胞或组织移植到遗传背景相同且免疫健全的宿主小鼠中。在此模型中，小鼠的肿瘤细胞或组织被植入到遗传背景一致而且免疫功能良好的受试小鼠体内。由于肿瘤细胞或组织的供者和受试小鼠拥有一致的遗传背景，所以可以避免免疫排斥反应。同系肿瘤小鼠模型具有健全的免疫系统，避免了在免疫缺陷小鼠中进行复杂的免疫重塑，这个特性使得它成为了研究肿瘤微环境、肿瘤转移，以及评估免疫治疗效果的重要模型。同系肿瘤小鼠模型主要包括：同系肿瘤细胞系移植小鼠模型、基因工程小鼠模型来源的同种异体移植模型。

一、同系肿瘤细胞系移植小鼠模型

同系肿瘤细胞系移植小鼠模型是通过将具有相同遗传背景的肿瘤细胞系植入到免疫健全的近交系小鼠体内而产生的。与传统的肿瘤细胞系异种移植模型相比，这种由鼠源肿瘤细胞系搭建的移植模型因为拥有完善的免疫系统，所以能够有效地研究在健全的免疫系统下肿瘤对免疫治疗的反应。

常见的宿主包括 BALB/c 小鼠和 C57BL/6 小鼠。两者在免疫学方面有所区别，如 BALB/c 小鼠拥有更多的调节性 T（Treg）细胞，对抑制 $CD4^+CD25^-$ 应答性 T 细胞的反应更为敏感。现在已经研发出许多种小鼠肿瘤细胞系，例如 Panc02 胰腺癌细胞系就源自 C57BL/6 近交系小鼠，这种肿瘤细胞可以很容易地移植到 C57BL/6 小鼠体内。

通过皮下注射或原位移植的方式，可以建立同源肿瘤细胞系移植小鼠模型。皮下注射肿瘤细胞构建的异位移植模型操作简便且精确，便于监测肿瘤生长和进行肿瘤干预治疗。然而，异位移植模型不能如实地反映肿瘤微环境中肿瘤细胞与基质细胞及免疫细胞之间复杂的相互作用，因此原位移植模型更能准确地反映肿瘤发生器官的天然肿瘤微环境。

总的来说，同系肿瘤细胞系移植小鼠模型操作简便、高效且经济，适用于进行新型免疫治疗或抗癌药物的大规模筛选，如免疫检查点抑制剂及联合疗法等。

二、基因工程小鼠模型来源的同种异体移植模型

利用基因工程技术改变原癌基因或抑癌基因，从而构建自发肿瘤的基因工程小鼠模型。然后，将这些小鼠的肿瘤组织移植到具有相同遗传背景的小鼠中，就可以获得来自基因工程小鼠模型的同种异体移植模型，这种模型在一定程度上可以补充小鼠肿瘤细胞系所存在的缺陷。

与 PDX 小鼠模型的构建过程相似，将原位基因工程小鼠肿瘤组织通过皮下移植或原位种植方式移植到免疫健全的同源宿主中。基因工程小鼠来源的肿瘤组织可以储存后进行大批量的同源肿瘤小鼠模型构建。基因工程小鼠模型来源的同种异体移植模型不仅可以用于评估药物和免疫治疗的疗效，研究对"初发性"肿瘤的治疗效果；还可以用于研究手术切除移植的肿瘤组织后对转移性疾病的治疗效果，模拟人类患者在原发肿瘤切除后的初始治疗；并且，还有助于研究在发现转移性疾病后对荷瘤小鼠进行干预性治疗。因此，基因工程小鼠模型来源的同种异体移植模型适用于研究靶向性小分子或免疫治疗，以及联合治疗对原发性肿瘤及转移性肿瘤的治疗或预防效果，但其也存在连续传代会增加肿瘤性质偏离亲代的缺点。

第七节 总结与展望

肿瘤研究和药物开发相关动物模型应用广泛，是肿瘤领域的重要研究手段之一。随着现代生物医学技术的不断发展，动物模型研究也更加多样化，但仍需不断完善，以进一步提高模型的可靠性和有效性。

由于小鼠的基因组较小，繁殖周期较短，易于管理和操作，且与人体肿瘤在遗传、生理和免疫系统方面存在相似性，其肿瘤研究模型在肿瘤研究中使用较为广泛。通过建立小鼠肿瘤研究模型实施药物筛选和评估，可以快速评价药物的疗效和毒性，为肿瘤药物研发提供依据。常见小鼠肿瘤模型的特征对比见表 3-1。

表 3-1 常见小鼠肿瘤模型的特征对比

	细胞系异种移植小鼠模型	基因工程小鼠模型	环境因素诱导肿瘤小鼠模型	人源化异种移植小鼠模型
肿瘤来源	人源或鼠源细胞	基因突变诱导的新生肿瘤	致癌物诱导的新生肿瘤	患者来源肿瘤
肿瘤的异质性	低	高	高	高
构建难度	容易建立	难建立，耗时长	难建立，耗时长	肿瘤类别不同，建立难度不一
构建成本	低	高	高	高
微环境的复杂程度	不可形成自然的微环境	可形成自然的微环境	可形成自然的微环境	保留了亲代肿瘤生长的微环境

	细胞系异种移植小鼠模型	基因工程小鼠模型	环境因素诱导肿瘤小鼠模型	人源化异种移植小鼠模型
免疫系统的复杂性	鼠源 CDX 模型小鼠免疫系统健全；人源 CDX 模型小鼠免疫系统缺陷	小鼠免疫系统健全	小鼠免疫系统健全	小鼠免疫系统缺陷
实验主要用途	肿瘤发展、药物疗效研究	肿瘤发病机制与耐药研究	验证可疑致癌因素及肿瘤预防研究	新药研发的临床前肿瘤模型

　　然而，当前肿瘤研究模型还存在很多限制和问题。首先，肿瘤动物模型和人体的异质性存在差异，药物试验的有效性和安全性是否能够转化到临床需要进一步验证。其次，肿瘤动物模型的环境因素、营养和免疫系统状态等都可能影响研究结果，需要尽可能规范化控制。此外，由于肿瘤发生和发展机制复杂，需要多学科的合作研究。

　　未来肿瘤研究和药物开发需要更高精度的肿瘤动物模型和更加深入的研究方法。例如，利用人类基因组测序、组学等技术，开展肿瘤精准治疗的研究，建立更加接近人体肿瘤的动物模型，提高肿瘤药物研发的质量和效率。此外，不断创新和配合的多学科研究，也能更好地解决肿瘤研究和药物开发的相关问题。

　　总之，肿瘤动物模型是肿瘤药物研发不可或缺的部分，但存在一定的局限性和挑战。未来需要更加精准的模型和构建方法以解决肿瘤研究中的众多问题，同时进行多学科的交叉研究，以全面探索肿瘤发生和发展的本质，为肿瘤治疗的发展做出更大的贡献。

第四章　肿瘤类器官

恶性肿瘤是影响人类健康和生命的主要疾病之一。尽管有越来越多的新型抗肿瘤药物，但临床疗效并不理想，治疗方式的个体化很难实现。究其原因主要是缺乏稳定的抗肿瘤药物敏感性检测评估方法。目前，常用的抗肿瘤药物疗效评估模型主要为肿瘤细胞系及肿瘤异种移植模型，其在抗肿瘤药物的研发及应用中发挥重要作用。然而，随着肿瘤研究的不断深入，研究人员发现这两种模型仍然存在不足。肿瘤细胞系在培养过程中会发生形态学及分子调控通路的变化，逐渐失去其异质性，且缺乏肿瘤微环境，无法准确预测药物对人体的治疗效果。肿瘤异种移植模型在一定程度上模拟了肿瘤微环境并保留了肿瘤的异质性，常用于肿瘤药物筛选。然而，仍存在实验周期长、成本高、药物筛选通量低等问题。

类器官的出现为癌症治疗提供了一种新的研究技术。2009 年，汉斯·克莱韦斯（Hans Clevers）教授实验室从小鼠成体干细胞中培养出了第一个小肠类器官，开启了类器官研究的浪潮。2011 年，有学者利用类器官技术建立了包括结肠腺瘤、腺癌和巴雷特（Barrett）食管在内的肿瘤类器官，为肿瘤个性化治疗提供了新的方案。通过优化培养条件，研究人员已成功地构建了多种肿瘤类器官。与传统肿瘤研究模型相比，肿瘤类器官可最大程度保留在体肿瘤的结构及功能。同时，肿瘤类器官可以直观地显示肿瘤生长过程，反映患者的个体差异。肿瘤类器官是一种直观、可靠、高效且伦理无争议的研究工具，已成为肿瘤基础和临床研究的重要组成部分。结合基因编辑技术，肿瘤类器官研究对揭示肿瘤发生和发展机制、快速评估肿瘤药物及评估免疫细胞的治疗效果具有重要意义。

第一节　肿瘤类器官在肿瘤新药研发中的重要性及应用

一、肿瘤类器官在肿瘤新药研发中的重要性

抗肿瘤药物的开发可以分为四个阶段：基础研究、临床前研究、临床试验、药物批准和上市。基础研究阶段旨在探索癌症治疗的潜在靶点，而临床前研究阶段则评估药物的安全性和特性。临床试验包括安全性、疗效和确认试验，药物批准和上市需要获得监管机构的批准。肿瘤类器官模型在基础研究和临床前试验阶段起着非常重要的作用。近年来，三维细胞肿瘤类器官模型技术不断发展，各种肿瘤类器官模型已经建立。与肿瘤动物模型和肿瘤细胞系相比，肿瘤类器官模型具有许多优点，例如成功率高、适合高通量培养和药物筛选、保留患者原发肿瘤异质性和生理病理学变化。肿瘤类器官模型可以用于抗肿瘤药物的基础研究和临床前试验，为研究肿瘤生物学特征、探索新的治疗靶点和治疗策略提供支持。肿瘤类器官模型还可以提供接近真实肿瘤微环境的体外研究平台，可以评估药物在体内的疗效和毒性，并提高药物开发的效率和临床试验的成功率。肿瘤类器官模型可以为个性化医学提供支持，为临床医生提供更准确和有效的治疗方案，提高肿瘤患者的治疗效果和生存率。

二、肿瘤类器官在治疗靶点开发中的应用

肿瘤类器官模型是一种先进的实验技术，它比肿瘤动物模型具有更高的基因编辑可行性，可以在体外对恶性肿瘤关键基因进行基因编辑，以便观察编辑后的肿瘤类器官在生长、侵袭、转移等方面的变化，进而研究这些关键基因在肿瘤发展过程中的重要作用。这种技术不仅可以对恶性

肿瘤进行研究，还可以对正常类器官进行关键基因的敲减、敲除和过表达，以模拟多因素性肿瘤发生的过程。肿瘤类器官模型与基因编辑技术的有机结合，可以用于发现抗肿瘤的新靶点。

三、肿瘤类器官在药物筛选中的应用

近年来，相比于传统的二维细胞模型和动物模型，肿瘤类器官在药物筛选中逐渐展现出独特的优势。肿瘤类器官能够很好地保留患者异质性，使其新药筛选功能逐渐被更多的研究人员所认可。肿瘤类器官在预测患者对靶向药物或化疗药物的反应方面表现出 100% 敏感性、93% 特异性、88% 阳性预测值和 100% 阴性预测值。研究人员比较了乳腺癌患者及相应患者来源的乳腺癌类器官对标准临床治疗的反应，发现类器官的体外药物反应与相应患者高度一致。

第二节　肿瘤类器官模型

一、肿瘤类器官模型简介

肿瘤类器官是一种体外培养的、由成体干细胞或多能干细胞分化而来的具有一定的空间结构和功能特征的三维细胞聚集体。该模型具有类似于原始组织的某些结构和功能特征，并可在体外三维培养系统中稳定扩增。肿瘤类器官具有如下优势：①保留肿瘤的高异质性特点；②构建所需样本少；③可长期培养和冷冻保存；④基因编辑可行性高；⑤药物筛选通量高。

二、肿瘤类器官模型的细胞起源

理论上，类器官可以从含有干细胞的组织或结构中生成。目前，生成正常类器官的细胞来源包括多能干细胞和成体干细胞。成体干细胞广泛存在于所有组织类型中，在多种生长因子及小分子抑制剂的刺激下，组织衍生的多能干细胞可以嵌入到基质胶中并高效地生长为类器官。多能干细胞包括诱导多能干细胞及胚胎干细胞，通过胚胎干细胞诱导肿瘤类器官有悖伦理，因此，本章节只讨论经诱导多能干细胞诱导的肿瘤类器官。鉴于其自我更新和分化的能力，诱导多能干细胞已被广泛用于正常类器官构建。然而，患者来源的诱导多能干细胞生成肿瘤类器官的成功率因癌症类型和特定致癌突变不同。因此，多能干细胞衍生的器官通常被选择用于指定肿瘤亚克隆的产物，缺乏原始肿瘤的遗传异质性。

三、基于成体干细胞构建肿瘤类器官的方法

基于成体干细胞构建肿瘤类器官的主要步骤如图 4-1：①收集人新鲜肿瘤组织标本，尽可能去除非上皮组织成分；如需开展组织学分析，取部分组织用 4% 多聚甲醛固定以开展相关分析；并速冻组织块，以进行分子或生化分析。②将肿瘤组织切成小块后加入适量胶原酶溶液进行消化，镜下观察干细胞簇的数目（注意观察消化裂解程度，过度消化会显著降低类器官生长效率）。③镜下观察到有大量干细胞簇时需立即终止消化，使用细胞滤网对沉淀过滤，离心。④吸弃上清液后将离心得到的干细胞簇种植在三维基质胶中，定期更换培养基，直至干细胞生长为类器官。

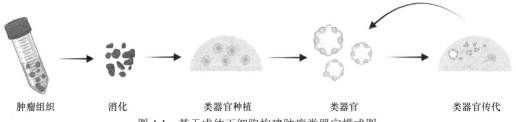

肿瘤组织　　　消化　　　类器官种植　　　类器官　　　类器官传代

图 4-1　基于成体干细胞构建肿瘤类器官模式图

四、基于多能干细胞构建肿瘤类器官的方法

基于多能干细胞的肿瘤类器官构建需通过添加特定的生长因子、小分子化合物和激素，以诱导特定器官类型的前体细胞，从而构建正常器官类器官，在此基础上结合基因编辑技术引入肿瘤发生过程中的关键突变，以此模拟肿瘤的发生，实现对肿瘤类器官的构建。由于不同器官前体细胞诱导所需的生长因子及小分子化合物类型不同，此处以肝癌类器官的构建的步骤为例：①获取及培养人多能干细胞。②通过重组人激活素A（activin A）及重组人骨形态发生蛋白-4（bone morphogenetic protein 4，BMP-4）诱导分化为定向内胚层。③通过重组人成纤维细胞生长因子10（fibroblast growth factor 10，FGF10）诱导前肠内胚层。④将前肠内胚层细胞进行三维扩增，同时通过氨基嘧啶衍生物（CHIR99021）和重组人成纤维细胞生长因子2（fibroblast growth factor 2，FGF2）继续促进前肠内胚层细胞向肝脏祖细胞分化。⑤通过地塞米松、重组人肿瘤抑制素M和重组人肝细胞生长因子（hepatocyte growth factor，HGF）等诱导肝脏类器官成熟。⑥基于基因编辑技术对肝脏类器官进行关键基因的敲减、敲除或过表达，以构建肝脏肿瘤类器官。

五、肿瘤类器官传代

待肿瘤类器官生长至最佳密度时对其进行传代，将培养板中的基质胶类器官混合物用消化液充分消化裂解，以释放基质胶中的类器官，并将其裂解为较小的干细胞簇。终止消化后离心、弃上清液。将沉淀重悬后与基质胶混合均匀，通常以1∶2或1∶3进行种板。加入适当生长培养基以维持其生长。

六、肿瘤类器官冻存与复苏

1. 肿瘤类器官冻存　待肿瘤类器官处于对数生长期时可对其进行冷冻保存，按照传代的方法对肿瘤类器官进行消化分解，终止消化后离心，吸弃上清液，通过干细胞冻存培养基彻底重悬类器官对其进行低温冻存。

2. 肿瘤类器官复苏　将带有保存肿瘤类器官的冻存管放入37℃水浴锅中解冻；解冻后在冻存管中逐滴加入提前温育的培养基，同时不断混匀，以10倍体积的温育培养基对冻存培养基进行稀释；稀释后离心，吸弃上清液，将沉淀重悬后与基质胶混合均匀种板；加入适当生长培养基以维持其生长。

七、肿瘤类器官鉴定

肿瘤类器官的鉴定需要从组织学、基因组及功能性三个方面着手，具体体现在组织形态结构观察、肿瘤标志物的染色鉴定、关键基因突变分析、药物敏感性测试四个方面，培养的肿瘤类器官应与来源肿瘤组织保持高度一致。组织形态结构观察可通过对比肿瘤类器官与来源组织的HE染色结果体现。肿瘤标志物的染色鉴定可通过免疫化学染色实验及免疫荧光染色实验实现。通过短串联重复序列鉴定及二代测序等方法可证实肿瘤类器官与来源组织在基因表达谱上的高度一致性。最后，通过对比肿瘤类器官与相应患者的临床药物敏感性，可评估肿瘤类器官作为药物敏感性检测工具的可行性。

第三节　基于成体干细胞及多能干细胞诱导类器官的方案

肿瘤类器官培养基是支撑类器官生长、发育的基础，其成分及配比的改变对肿瘤类器官至关重要（图4-2）。类器官培养基包含多种生长因子、小分子化合物及营养物质等成分，可以提供类器官生长所需的营养和生长环境，同时也可以模拟类器官在体内的微环境，促进类器官细胞的增殖和分化。类器官培养基中的细胞外基质成分可以影响类器官的细胞黏附和分化，而生长因子则

可以促进类器官细胞增殖和分化。另外，类器官培养基的适宜温度、酸碱值（pH）和培养时间等因素也对类器官的生长和功能有着重要影响。因此，为了获得健康、稳定和功能完整的类器官，需要选择适宜的类器官培养基，并对其成分和配比进行优化和调整。同时，在进行类器官培养过程中，也需要对培养条件进行严格控制和管理，以确保类器官的稳定和一致性。

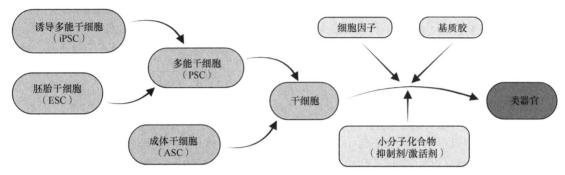

图 4-2　肿瘤类器官诱导分化模式图

一、肿瘤类器官培养基主要成分

（一）基础培养基

不同器官及组织来源的类器官对培养基的需要并不一致。Advanced DMEM/F12 作为一种常用的基础培养基，其成分主要包括葡萄糖、丙酮酸钠及一些非必需氨基酸，哺乳动物来源的细胞在此培养基中生长速率和形态不会发生变化。基础培养基需根据所构建的类器官类型来选择。在视网膜、胃、小肠和甲状腺等来源的大多数类器官培养中，通常使用 Advanced DMEM/F12 作为基础培养基。而肺和脑类器官构建需分别使用 RPMI-1640 和 DMEM 培养基进行培养。

（二）B27

B27 是一种常用的培养基补充剂，通常用于培养神经干细胞和神经元，可以替代血清，并且在三维类器官培养中不会导致细胞分化。B27 的缺乏可导致 PI3K/AKT/mTOR 和 ERK1/2 MAP 激酶信号通路去磷酸化，从而抑制神经元的增殖、迁移和可塑性。此外，B27 在低氧条件下可抑制神经元糖酵解，防止其死亡，因此是神经元类器官培养中不可或缺的成分。

（三）氨基酸类

在类器官培养中，氨基酸的添加可以促进细胞的生长和分化，并且可以提高细胞的产物输出。有些氨基酸半衰期短，需即用即配，常用的氨基酸有 L-谷氨酰胺、N-乙酰半胱氨酸和烟酰胺。这三种氨基酸都在细胞代谢和能量代谢中起着重要作用。L-谷氨酰胺是一种非必需氨基酸，在细胞的生物合成和能量代谢过程为细胞提供氮源。L-谷氨酰胺在溶液中不稳定，因此常使用 Glutamax（一种高级细胞培养添加剂）作为其替代品。N-乙酰半胱氨酸是谷胱甘肽前体，可高效清除自由基，发挥抗氧化作用，并激活 PI3K/AKT 信号通路调控细胞增殖、分化以及凋亡。烟酰胺是 B 族维生素的一种，参与细胞代谢、氧化反应、线粒体功能及能量代谢过程。在肝癌成体干细胞及造血干细胞的自我更新过程中，烟酰胺发挥重要作用。类器官培养中的氨基酸添加可对细胞的生长和分化产生积极的影响，不同的氨基酸具有不同的功能和作用机制，因此在实验设计中需要根据实际需求添加。

（四）维生素 C

维生素 C 在类器官诱导分化中扮演着重要的角色。作为一种重要的抗氧化剂，它可以通过多种途径影响干细胞和前体细胞的增殖、分化和成熟。研究表明，维生素 C 可以促进干细胞向特定细系分化，如促进间充质干细胞分化为成骨细胞、成软骨细胞及成脂肪细胞等。此外，维生素 C 还可以增加干细胞的自我更新能力，并且在维持干细胞状态方面也具有重要作用。维生素 C 还可以通过多种机制促进类器官的生长和发育。研究表明，维生素 C 可以刺激类器官中的细胞增殖和合成胶原蛋白，从而增强组织结构的稳定性和强度。此外，维生素 C 还可以增加细胞外基质的合成，改善组织的生长环境，促进组织的再生和修复。通过适当地添加维生素 C，可以促进类器官的形成和发育，同时还可以优化培养条件，提高培养效率和成熟度。

二、细胞因子

在肿瘤类器官的培养过程中，细胞因子可以调节类器官内细胞的增殖、分化和生存，指导组织形态和功能的发育，起到了至关重要的作用。

（一）Wnt-3A

Wnt-3A 是 Wnt 家族中的一员，是类器官培养中的关键调节因子之一。Wnt 信号通路包括三种途径，第一种为 Wnt/β-catenin 信号通路：Wnt 结合 Frizzled 受体和低密度脂蛋白受体相关蛋白，抑制 β 联蛋白（β-catenin）的降解，其入核后促进下游基因转录，调控细胞增殖、分化和干细胞自我更新等生物学过程（图 4-3）。第二种为 Wnt/PCP 信号通路：Wnt 结合 Frizzled 受体，通过转导蛋白和 Rho GTP 酶的激活，调控细胞形态和极性的变化。第三种为 Wnt/Ca^{2+} 信号通路：Wnt 结合 Frizzled 受体和低密度脂蛋白受体相关蛋白质 6（LRP6），激活磷脂酰肌醇特异性磷酸酶，导致细胞内 Ca^{2+} 浓度升高，从而参与细胞黏附、迁移和分化等生物学过程。Wnt-3A 可激活 Wnt/β-catenin 信号通路，在类器官的诱导分化及增殖中发挥重要作用，其可使干细胞向肠上皮细胞的分化，促进肠道类器官的形成。同时，Wnt-3A 还可抑制干细胞向神经细胞和胰岛细胞的分化，保证肠道类器官的特异性和完整性。在类器官的增殖中，Wnt-3A 可以促进肠上皮细胞的增殖和分化，增加类器官的大小和数量。同时，Wnt-3A 还可以激活肠上皮细胞的自我更新能力，保证类器官的稳定性和持续生长。Wnt-3A 条件培养基的使用可达到同样目的。

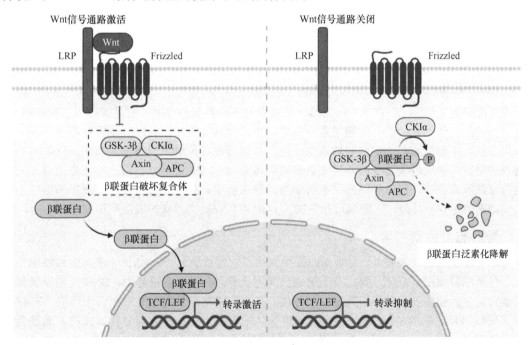

图 4-3　Wnt 作用模式图

LRP：低密度脂蛋白受体相关蛋白；GSK-3β：糖原合酶激酶 -3β；CKIα：酪蛋白激酶 Iα；Axin：Axin 蛋白；APC：腺瘤息肉病基因编码蛋白；TCF/LEF：T 细胞因子 / 淋巴增强因子

（二）R-spondin1

R-spondin1 是一种人类蛋白质，是 Wnt 信号通路的增强剂，具有在干细胞和类器官培养中诱导增殖和分化的能力。在类器官培养中，R-spondin1 可作为一种关键生长因子，可增强 Wnt 信号通路活性，促进胃肠道干细胞自我更新及增殖，同时也能促进其他组织和器官的增殖和分化。具体来说，R-spondin1 通过结合其受体 LGR4/5 和 Frizzled 受体来增强 Wnt 信号通路。Wnt 信号通路的激活可以促进干细胞的增殖和分化，并且在组织再生、维持器官结构和功能方面发挥重要作用。R-spondin1 在胃、肠道、肝脏、肺和皮肤等组织中表达，通过促进肠道干细胞增殖和分化来维持肠道组织结构和功能。因此，R-spondin1 在类器官培养中的添加可以增强 Wnt 信号通路的活性，促进干细胞的增殖和分化，从而提高类器官的生成效率和功能性。

（三）Noggin

Noggin 是一种由哺乳动物细胞产生的蛋白质，最初在鸟嘌呤酸中发现，被证明是神经生长因子家族的成员之一。在类器官培养中，Noggin 的主要作用是抑制骨形态发生蛋白（BMP）的活性，从而促进干细胞向神经细胞的分化。BMP 是一组促进骨骼、软骨和其他组织形成的生长因子，与 Noggin 竞争结合其共受体骨形态发生蛋白受体（BMPR），Noggin 与 BMP 结合会形成 Noggin/BMP 复合物，从而阻止 BMP 的结合，抑制其活性，进而促进干细胞向神经细胞分化。因此，Noggin 在神经系统发育过程中起着重要的作用，其对神经发育的调节作用已经被广泛研究，在类器官培养中的使用也在一定程度上模拟了胚胎神经发育的过程。

（四）表皮生长因子

表皮生长因子（EGF）在类器官培养中发挥着重要的作用。EGF 在胚胎发育和成人生理过程中都有重要的生物学功能，包括细胞增殖、分化、细胞黏附、迁移和存活等。在类器官培养中，EGF 可以刺激干细胞和祖细胞的增殖和分化，促进上皮细胞的增殖和再生，同时还可以促进血管形成和神经元的发育。EGF 的作用机制主要是通过结合 EGF 受体（epidermal growth factor receptor，EGFR）并激活下游包括 Ras/MAPK、PI3K/AKT 和 JAK/STAT 等信号通路，从而影响细胞的增殖及分化。此外，EGF 还可以调节细胞周期，促进细胞进入 S 期和 G1 期，并抑制细胞凋亡。这些作用使得 EGF 在类器官培养中被广泛应用，例如肝、胰、肺等器官的培养和修复。

（五）成纤维细胞生长因子

成纤维细胞生长因子（FGF）在类器官培养中发挥着重要的作用，它是细胞因子家族的一员，通过与特定的受体结合，参与细胞增殖、分化、生长和修复等过程。在类器官培养中，FGF 的主要作用是促进干细胞和前体细胞的增殖和分化，从而形成各种组织和器官的原基。FGF 可以刺激干细胞的增殖，使它们快速分裂并形成更多的前体细胞。FGF 还可以在特定的条件下诱导前体细胞向特定细胞系分化，例如神经元、心肌细胞、肝细胞等。此外，FGF 还可以保护和维持干细胞和前体细胞的生存和功能，在细胞培养中加入 FGF 可以提高类器官的成功率和维持其功能。

（六）骨形态发生蛋白-4

骨形态发生蛋白（BMP-4）是骨形态发生蛋白家族的成员之一，BMP-4 参与多种细胞生物学过程，包括细胞增殖、分化、凋亡及干细胞自我更新等。在类器官培养中，BMP-4 的主要作用是诱导器官发生的前体细胞向胚层发育方向分化，从而形成特定的细胞类型和组织结构。BMP-4 通过与其受体结合，激活 Smad 信号通路，促进前体细胞向上皮细胞方向分化。在肝、胰等器官的类器官培养中，BMP-4 被广泛应用于促进上皮细胞的分化和组织结构的形成。此外，BMP-4 还可以与其他信号分子协同作用，如与成纤维细胞生长因子（FGF）、肝细胞生长因子（HGF）等分子合作，促进肝细胞分化和功能的增强。

（七）activin A

activin A 可激活 Smad 信号通路，在干性维持、细胞分化、新陈代谢及性腺发育等过程中具有一定作用。通过激活 Nodal 信号通路，activin A 可诱导多能干细胞定向分化为内胚层。activin A 还可与 BMP-4、FGF 发生协同作用以维持人胚胎干细胞的多能性。

（八）血管内皮生长因子

血管内皮生长因子（VEGF）在类器官培养中扮演着重要的角色。VEGF 可促进血管内皮细胞的增殖及迁移，还可增强血管通透性和血管生成。在类器官培养中，VEGF 可以作为血管形成的关键调节因子，促进血管内皮细胞的增殖和形成，并维持类器官内部的氧和营养物质供应。此外，VEGF 也可以影响类器官中其他细胞的分化和生长，如神经细胞和肌细胞等。因此，VEGF 在类器官培养中被广泛应用，可以促进类器官的生长和发育，同时也有助于维持类器官内部的生态平衡。

（九）肝细胞生长因子

肝细胞生长因子（HGF）在类器官培养中起着重要的作用。HGF 是一种由间充质细胞产生的细胞因子，对于多种组织和细胞类型的增殖、分化和迁移均有调控作用。在肝脏中，HGF 通过激活其受体 c-Met 来发挥生物学效应。在肝细胞的增殖和再生过程中，HGF 可以促进肝细胞的增殖、抑制肝细胞的凋亡、促进肝细胞的分化，并且还可以刺激肝细胞的代谢功能和胆汁分泌。此外，HGF 还可以通过促进血管生成和减轻炎症反应来促进肝脏的修复和再生。在类器官培养中，HGF 的添加可以促进肝类器官的发育和分化，并且可以增强肝细胞的代谢功能和胆汁分泌。

（十）神经生长因子样蛋白 1

神经生长因子样蛋白 1（NRG1）是一种由 ErbB 家族受体配体产生的信号分子，在类器官培养中发挥着关键作用。NRG1 通过结合其受体 ErbB3 和 ErbB4，调节胚胎发育和成人组织维持。在器官培养中，NRG1 主要用于诱导和维持神经系统的发育和功能，包括神经细胞的增殖、分化、突触形成和信号转导等过程。在中枢神经系统中，NRG1 被认为是支持神经元增殖和保护神经元免受损伤的重要分子。在心血管系统中，NRG1 能够诱导内皮细胞增殖、血管形成和心肌细胞增殖，从而促进心脏修复和再生。

三、小分子抑制剂

小分子抑制剂通常是通过影响细胞内信号转导通路来影响细胞的增殖、分化和存活。它们可以促进干细胞的定向分化，促进类器官的形成和发育。在类器官的培养中，小分子抑制剂常常与细胞因子联合使用，以更好地指导类器官的形态和功能的发育（表 4-1）。

表 4-1 肿瘤类器官培养常用细胞因子、小分子抑制剂及其他营养物质

分类	名称	作用
细胞因子	Wnt-3A	Wnt 信号通路激活剂
	R-spondin1	Wnt 信号通路激活剂
	Noggin	激活 TGF-β 家族下游信号
	EGF	促进上皮和表皮细胞增殖
	FGF10	促进细胞增殖、分化
	HGF	促进肝脏相关细胞增殖

分类	名称	作用
细胞因子	activin A	TGF-β 超家族的成员，可调节细胞的增殖和分化，诱导胚胎干细胞向限定性内胚层（DE）分化，与其他细胞因子联合作用可进一步诱导分化为 IPC，常被用于诱导干细胞分化的第一阶段
	Gastrin Ⅰ	肠道及肝脏类器官培养时，需要添加 Gastrin Ⅰ来延长类器官的存活时间
	PGE2	与特异的受体结合后可介导细胞增殖、分化，在肝类器官和前列腺类器官培养时需要添加
	BMP-4	属于 TGF-β 超家族的一员，BMP 信号的抑制物为 Noggin，BMP 与 Noggin 共同调控多种细胞发育和细胞加工过程
小分子抑制剂	A83-01	Activin/NODAL/TGF-β 通路抑制剂，其抑制 ALK5、ALK4 和 ALK7 等激酶，一般用于肝、前列腺及乳腺类器官的培养，可抑制 iPSC 的分化，维持体外细胞的自我更新
	CHIR99021	一种氨基嘧啶衍生物，GSK-3 选择性强效抑制剂，可诱导人胚胎干细胞向内胚层分化
	SB202190	一种高效的 p38 MAPK 抑制剂，靶向作用于 p38α/β，可用于胃肠道、乳腺类器官的培养
	N-乙酰半胱氨酸	一种 ROS 抑制剂，具有抗氧化作用，在大多数类器官的培养过程中需要添加
	Y-27632	Rho 相关丝氨酸-苏氨酸蛋白激酶家族的小分子特异性抑制剂，可以阻止干细胞的凋亡
	丙戊酸	HDAC 抑制剂，激活 Notch-1 信号通路，激活 Wnt 依赖的基因表达
	Forskolin	腺苷酸环化酶激活剂
其他营养物	Nicotinamide	维生素 B_3，是 NAD 和 NADP 的活性成分，参与多种酶促氧化还原反应，可用于胃肠道、肝及乳腺类器官的培养
	谷氨酰胺	为类器官生长提供氮源

TGF-β，转化生长因子-β；NAD，烟酰胺腺嘌呤二核苷酸；NADP，还原型 NAD

（一）CHIR99021

CHIR99021 是一种选择性的 GSK-3β 抑制剂，常用于类器官培养中，具有重要的作用。GSK-3β 是一个重要的细胞信号调节蛋白，参与了多种信号通路的调节，包括 Wnt/β-catenin、Hedgehog、Notch 和 PI3K/AKT 等信号通路。在类器官培养中，添加 CHIR99021 可以促进胚胎干细胞的向前肠、肝、胰腺等器官的分化，并且可以增强类器官的生长和成熟。此外，CHIR99021 还可以促进神经元的生长和分化，因此在神经元类器官培养中也被广泛使用。

（二）Y-27632

Y-27632 是一种选择性的 Rho 相关蛋白激酶（Rho-associated protein kinase，ROCK）抑制剂，在类器官培养中起着重要的作用。它能够通过抑制 ROCK 的活性，调节细胞的黏附和收缩作用，从而促进干细胞的生长和分化。具体来说，Y-27632 在类器官培养中的作用包括：①促进细胞生长：Y-27632 可以增强干细胞的黏附性和增殖能力，从而促进类器官的形成和生长。②促进干细胞分化：Y-27632 可以抑制 ROCK 的活性，从而促进干细胞向特定细胞类型的分化，如肝细胞、胰岛细胞等。③维持类器官结构：Y-27632 可以抑制 ROCK 的收缩作用，从而维持类器官的结构和稳定性。

（三）A83-01

A83-01 是 TGF-β Ⅰ型受体 ALK5 激酶、Ⅰ型激活素/淋巴结受体 ALK4 和 Ⅰ型淋巴结受体 ALK7 的有效抑制剂。A83-01 抑制大鼠诱导多能干细胞的分化并提高克隆扩增效率。A83-01 与 Y-27632 及 CHIR99021 联合使用可有效提高细胞存活率及增殖能力。

（四）SB431542

SB431542 亦是 TGF-β Ⅰ型受体激酶抑制剂，通过特异性阻断 ALK/Smad 信号通路维持人胚胎干细胞的自我更新及多能干细胞的活性。

四、激　素　类

部分类器官的培养对于激素的需求较高，不同来源的类器官所需添加的激素并不相同。胰岛素能够促进胰岛 β 细胞的增殖和分化，同时也能促进干细胞的分化为胰岛 β 细胞，在胰岛类器官培养中添加胰岛素可以提高胰岛细胞的增殖和分化能力；糖皮质激素可以抑制细胞增殖和诱导细胞凋亡，在肺和肾类器官的培养中，添加糖皮质激素可以抑制细胞增殖，从而维持器官的结构和功能；雄激素和雌激素可以促进生殖细胞的增殖和分化，同时也可以促进性腺类器官的发育和维持，在卵巢和睾丸类器官的培养中，添加雄激素或雌激素可以促进生殖细胞的增殖和分化；在小鼠甲状腺类器官培养中，促甲状腺激素的添加可促进多能干细胞分化为甲状腺细胞；胃泌素可通过缩胆囊素受体 2 促进贲门类器官的生长。

五、其　　他

N-2-羟乙基-哌嗪基-N-2-乙基磺酸（HEPES）缓冲液因具有稳定的化学和酶学性质，可维持培养系统的渗透压的稳定、提供一定的缓冲能力，已广泛应用于大多数类器官的培养。维生素 A 的代谢产物视黄酸对细胞的生长分化及器官形成具有重要作用，在肾脏类器官的培养中需添加视黄酸。毛喉素是腺苷酸环化酶的激活剂，可应用于肝脏类器官的培养。

六、不同器官来源类器官的诱导方案

不同器官来源的类器官的诱导方案存在一些差异，肿瘤类器官诱导所需关键成分见表4-2。下面以常见的肝、肺和肠道类器官为例，简单介绍它们的诱导方案。

表 4-2　肿瘤类器官诱导所需关键成分

来源	小分子化合物	生长因子	培养基及其他
小肠	Y-27632、SB202190、A83-01、Gastrin、Nicotinamide	EGF、Noggin、R-Spondin1、Wnt-3A	HEPES、谷氨酰胺、青霉素-链霉素、N-2
胃	Y-27632、SB202190、A83-01、Gastrin I、Nicotinamide	FGF10、EGF、Noggin、R-Spondin1、Wnt-3A	HEPES、谷氨酰胺、青霉素-链霉素、N-2
肝	Y-27632、A83-01、DAPT、Forskolin、Gastrin、Nicotinamide、PGE2	BMP-4、EGF、FGF-basic、FGF10、HGF、Noggin、Wnt-3A	N-2、HEPES、谷氨酰胺、青霉素-链霉素
肾	CHIR99021、Retinoic Acid	BMP-2、BMP-4、BMP-7、FGF-basic、FGF-9	HEPES、谷氨酰胺、青霉素-链霉素
肺	CHIR99021、SB431542	Activin A、FGF-basic、FGF-4、Noggin	HEPES、谷氨酰胺、青霉素-链霉素
胰腺	Gastrin I、A83-01、Nicotinamide	FGF10、EGF、Noggin、R-Spondin 1、Wnt-3A	HEPES、谷氨酰胺、青霉素-链霉素
前列腺	Y-27632、SB202190、A83-01、Nicotinamide、PGE2、Testosterone	EGF、Activin A、FGF-basic、FGF10、Noggin、R-Spondin 1、Wnt-10b	HEPES、谷氨酰胺、青霉素-链霉素
乳腺	Y-27632	Heregulin β-1、R-Spondin1、R-Spondin2、Noggin、EGF、FGF-basic、FGF10、Wnt-3A、Prolactin	HEPES、谷氨酰胺、青霉素-链霉素
视网膜	CHIR99021、Y-27632	SHH、Wnt-3A	HEPES、谷氨酰胺、青霉素-链霉素
内耳	SB431542、A83-01	BMP-4、FGF-basic	HEPES、谷氨酰胺、青霉素-链霉素
脑	Y-27632、MK-2206、GDC-0068、Dorsomorphin	FGF-basic、Noggin、DKK-1、EGF、BDNF、GDNF	B-27、HEPES、谷氨酰胺、青霉素-链霉素

（一）肝类器官的诱导方案

肝类器官是由多能干细胞诱导分化得到的，最终可以发育成成熟的肝细胞。一些常用的肝类器官诱导因子包括 HGF、肝素样生长因子配体（HGFL）、血小板衍生生长因子（platele derived growth factor，PDGF）、胰岛素样生长因子（insulin-like growth factor，IGF）、转化生长因子-α（transforming growth factor-α，TGF-α）等。同时，还需添加一些小分子化合物，如 Wnt 通路激动剂、BMP 通路抑制剂、毛喉素等，以促进类器官的分化和成熟。此外，还需选择适当的培养基，如 William's E 培养基、DMEM/F12 培养基等。

（二）肺类器官的诱导方案

肺类器官的诱导需要使用多能干细胞和肺发育的细胞进行混合培养。在诱导过程中，需要添加一些肺发育的诱导因子，如 FGF、BMP 等，来指导肺类器官的形态和结构的形成。同时，还需要添加一些小分子化合物，如 SB431542（TGF-β/ALK4/ALK5 抑制剂）、A83-01（TGF-β/ALK5 抑制剂）等，来促进肺类器官的形态和功能的发育。

（三）肠道类器官的诱导方案

肠道类器官的诱导需要使用多能干细胞和肠道发育的细胞进行混合培养。在诱导过程中，需要添加一些肠道发育的诱导因子，如 Wnt、FGF、BMP 等，来指导肠道类器官的形态和结构的形成。同时，还需要添加一些小分子化合物，如 SB431542（TGF-β/ALK4/ALK5 抑制剂）、A83-01（TGF-β/ALK5 抑制剂）、DAPT（Notch 信号通路抑制剂）等，来促进肠道类器官的形态和功能的发育。

第四节　总结与展望

类器官高度保留来源器官的结构与功能特点，可在体外长期增殖，因此备受生物医学领域关注。目前，类器官在机体生长发育，个体化治疗，药物筛选、测试及安全性评价，再生医学，可替代生物材料等方面展现了巨大的潜力。

一、机体生长发育

机体内部代谢及调节机制是基础医学的主要研究内容。由于缺少适当的研究模型，往往无法直接检测对个体生长发育及代谢过程的改变，因此理想的研究模型的建立是机体生长发育研究的关键问题之一。类器官模型作为机体内部研究的"可视化"实验平台，为机体生长发育研究提供了一个可大规模培养的平台。类器官模型能够弥补动物模型的不足，可对体内因子进行定位及追踪。

二、个体化治疗

肿瘤动物模型和治疗研究是当前肿瘤研究的热点。由于肿瘤细胞的不均一性和迁移性等特点，肿瘤的临床诊断和治疗存在一定难度。类器官则提供了一个良好的研究平台，可以为建立肿瘤动物模型和治疗研究提供帮助。类器官是由干细胞分化而来的多种类型细胞群组成的微组织，具有独特的组织微环境，可弥补传统细胞培养的不足。类器官可以有效地模拟细胞之间的相互作用及组织联系，有望成为肿瘤研究的一种重要模型。虽然可通过三维生物支架共同培养不同类型的细胞，但由于细胞在时间和空间上的随机性，这种方法尚无法实现体内多种细胞间的有机整合。类器官为实现个体化治疗打下基础，研究人员发现肿瘤类器官样本库中 80% 以上的肿瘤类器官保留了起源肿瘤组织的分子分型及基因组拷贝数和突变，并且基于肿瘤类器官库的药物敏感性测试结果与患者情况一致，表明类器官有望为个体化治疗提供重要平台保障。

三、药物筛选、测试及安全性评价

类器官作为一种新兴技术，有望成为药物筛选、测试安全性评价的高效方式。药物安全性评价是药物进入临床试验阶段前的重要依据，药物本身属性是影响安全性的决定因素。因此，进行药物筛选不仅是预测药物在体内环境中的生理反应的手段，也是确保安全性的前提。类器官以其与来源组织高度相似的分子、细胞和结构成为药物筛选的重要模型。在一项对秋水仙碱、阿霉素、顺铂羟丙基炔丙基醚等药物的肾毒性评价研究中，研究人员发现肾毒性指示蛋白酶 N-乙酰-β-D-氨基葡萄糖苷酶和 γ-谷氨酰转移酶在二维细胞系和肾类器官中明显不同。研究人员还发现结肠癌类器官保留了与起源组织的基因一致性，基于类器官模型，他们发现利莫那班能显著缓解奥沙利铂和 5-氟尿嘧啶的毒副作用。因此，类器官在药物筛选及药物测试研究中具有重要意义。

四、再生医学

全球范围内，器官短缺一直是移植医学领域面临的难题。虽然器官移植仍然是治疗晚期肝癌等疾病的唯一选择，由于供体短缺日益严重，再生医学研究的发展受到严重制约。如何拓宽器官来源成为关键所在，而类器官模型则为实现这一目标提供了良好的研究方式。在 2013 年，研究人员等将单个肝脏类器官移植至小鼠大脑，并通过颅窗技术观察到了类器官和大脑之间的血管网形成过程，移植 60 天后可观察到人肝脏特征性肝索样结构的形成。2016 年，研究人员将人源性的肺类器官移植于鼠肾囊和腹部网膜，解析了体内环境对气道样组织形成和分化的影响，移植后的类器官生长状态良好，4 周即可表达特异性线粒体标记物。此外，临床上患者行异体器官移植手术后往往伴随免疫排斥反应，而患者自身来源的类器官并不会引起排斥反应，并且构建时间短，最大程度保留人体基因组序列。

五、可替代生物材料

类器官和生物材料的有机结合是当前的研究热点之一。生物材料在纳米药物载体、肿瘤治疗、组织修复等领域已开展大量研究，在此基础上研究人员试图通过共培养的方式探索类器官与生物材料之间的相互作用。常用共培养生物材料包括水凝胶、透明质酸钠、聚乙二醇、聚乳酸等，其中以水凝胶最为常见。水凝胶呈现为高分子网状结构，需额外补充多种胶原及蛋白质。已有研究人员通过生物打印技术制备出含有成体干细胞的甲基丙烯酸化明胶水凝胶，成功构建出类器官。同时，可替代生物材料已开始应用于类器官相关药物安全性评价、再生医学研究等领域。

六、类器官研究中存在的关键科学难题

无法实现体积和功能的同步生长是类器官目前面临的关键技术瓶颈，解决此问题需从培养方式、血管化及定量化研究等方面入手。

（一）培养方式

类器官体外生长成熟是现今类器官研究中亟待解决的热点问题。随着类器官的不断生长，类器官中心会形成腔体，当代谢废物充满腔体后，类器官就会凋亡破裂。最大径过大的类器官往往无法通过扩散作用获得足够的气体和营养物质。为解决该问题，研究人员正在尝试将基质胶更换为可提供更大空腔的支架，例如海绵状、泡沫状及纤维网状支架，通过改变培养基质成分来创造更大的物质交换空间。利用肝脏内部血管网承载的肝脏类器官可在体外存活 4 周以上。这些努力为解决类器官培养方式的窘境提供了新思路和方法。

（二）血管化

除了培养难题外，类器官的另一个重要挑战是缺乏成熟的血管系统。在实体器官中，血管系统是维持组织正常生长和功能的重要组成部分。类器官中的细胞和组织缺乏合适的氧气和养分供应，同时代谢产生的废物也难以得到清除，这是导致类器官发育和功能受限的主要原因之一。为了解决这个难题，科学家们通过多种方法进行研究。其中一种方法是将内皮细胞或内皮前体细胞注入到类器官中，以促进血管生成。此外，科学家们还尝试使用3D打印技术构建类器官的血管系统。通过将含有生长因子和细胞的生物材料打印成所需形状，再通过培养和转移等步骤，成功地构建了类器官的血管系统。

（三）定量化研究

除了培养方式和血管化难题外，类器官的另一个重要挑战是定量化研究难题。类器官的发育和功能是一个复杂的过程，需要综合考虑多种因素的影响。但目前，对于类器官的定量化研究仍然面临一些困难。一方面，类器官的生长和发育过程很难被准确地控制和重现，这给定量化研究带来了困难。另一方面，类器官的多样性和复杂性也给定量化研究带来了挑战。因此，科学家们需要开发出新的技术手段和方法，以更好地实现类器官的定量化研究，从而推动类器官研究的发展。

肿瘤类器官技术是近年来肿瘤研究领域的重要突破，能够在体外模拟真实肿瘤的复杂性和多样性，显著推动肿瘤生物学机制研究、抗肿瘤新药研发及个体化治疗的发展。尽管肿瘤类器官技术展示了巨大的前景，但其应用仍面临一些挑战。例如，类器官培养过程的标准化和规模化生产仍需进一步优化。此外，类器官与体内肿瘤微环境的差异及长期培养过程中可能出现的遗传和表型变化也需要深入研究和解决。总体而言，肿瘤类器官为肿瘤的诊疗和预后评估提供了新的方向和强有力的工具，未来有望在提高患者生存质量和治疗效果方面发挥重要作用。

第五章 肿瘤治疗靶点表达检测技术

第一节 实时荧光定量 PCR 技术

一、概　　述

实时荧光定量聚合酶链反应（real-time fluorescence quantitative PCR，qRT-PCR）是一种在 DNA 扩增反应中加入荧光基团，利用荧光信号累积实时监测整个 PCR 过程，最后通过循环阈值（cycle threshold，C_t）和标准曲线对样品中 mRNA 进行相对定量检测的一种技术，在分子生物学研究和医学诊断等领域得到了广泛应用。

二、技　术　原　理

PCR 是一种对目标 DNA 片段进行体外特异性扩增的方法。该方法以已知 DNA 序列为模板，以一对与拟扩增 DNA 片段互补的寡核苷酸片段为引物，在耐热 DNA 聚合酶（如 *Taq* DNA 聚合酶）作用下，根据半保留机制进行循环扩增，使目的 DNA 片段达到指数倍增。PCR 体系主要包括模板 DNA、引物、耐热性 DNA 聚合酶、脱氧核苷三磷酸（dNTP）及含有 Mg^{2+} 的缓冲液。以变性—退火—延伸三个基本反应构成一个循环，每一个循环合成出来的半保留复制产物又可成为下次循环的模板，经过多次循环达到扩增 DNA 的目的。具体过程如下：首先，将反应体系加热至 94℃，以高温将模板双链 DNA 变性为单链，同时也消除了引物自身或引物之间存在的局部双链；其次，将温度下调至适宜退火温度（一般较 T_m 低 5℃），单链模板 DNA 与引物互补配对结合；最后，将温度升至 72℃，在 *Taq* DNA 聚合酶和 dNTP 的作用下，以半保留复制方式催化互补 DNA 的合成，即延伸。

qRT-PCR 是在常规 PCR 体系中加入了荧光标记分子，待 PCR 经过变性—退火—延伸过程则产生荧光，其荧光信号强度与 PCR 产物量成正比，从而动态检测反应过程的产物量，达到定量分析样品中 DNA 起始浓度的目的。根据荧光标记分子的不同类型，qRT-PCR 可分为非探针类（染料法）qRT-PCR 和探针类（探针法）qRT-PCR（图 5-1）。非探针类 qRT-PCR 主要是指加入能与双链 DNA 结合的荧光染料，通过检测掺入染料的荧光强度判定初始 DNA 浓度。而探针类 qRT-PCR 又分为 *TaqMan* 探针法、荧光共振能量转移（fluorescence resonance energy transfer，FRET）探针

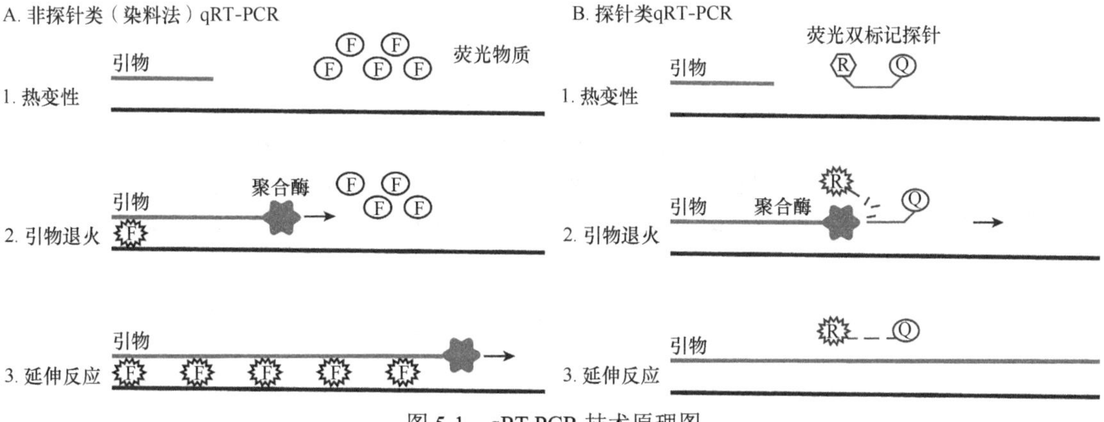

图 5-1 qRT-PCR 技术原理图

法和分子信标（molecular beacon）等，以 *TaqMan* 探针法为主，其主要依赖于连接有荧光报告基团 R（reportor）和荧光猝灭基团 Q（quencher）的探针，在 PCR 扩增过程中 *Taq* DNA 聚合酶使得探针降解，报告基团 R 和猝灭基团 Q 分离产生荧光，荧光强度与 DNA 总量成正比，从而达到检测初始 DNA 含量的目的。

三、操作步骤

1. 总 mRNA 的提取　首先，将动物组织、培养细胞和各种微生物等在 TRIzol 试剂中进行裂解，随后利用酚/氯仿法、硅胶柱法和磁珠法等提取总信使 RNA（mRNA），并利用紫外光谱法检测 mRNA 的浓度和纯度，其中 RNA 在 260nm 处的吸光值与其在 280nm 处的吸光值之比（A_{260}/A_{280}）在 2.0 左右被认为纯度较好，必要时还需进行琼脂糖凝胶电泳检测。

2. mRNA 逆转录为 cDNA　为了进一步进行 PCR 扩增反应，需将 mRNA 逆转录成为互补 DNA（cDNA）。首先在 DNA 酶（DNase）作用下去除总 mRNA 中含有的少量 DNA。其次，利用逆转录酶和寡脱氧胸苷酸 [oligo(dT)] 或随机引物、以 mRNA 为模板逆转录合成 cDNA。逆转录过程可与后续 PCR 同一体系进行，称为一步法（one-step）qRT-PCR，若先进行逆转录反应，随后取部分 cDNA 进行 PCR 检测，则为两步法（two-step）qRT-PCR。

3. qRT-PCR 检测　以 cDNA、*Taq* DNA 聚合酶、上下游引物、荧光染料（可选）、dNTP、PCR 缓冲液和灭菌水等配制 PCR 反应液，经过预变性和 30 个循环的变性—退火—延伸过程进行 PCR 扩增，最后根据扩增曲线、熔解曲线和 C_t 值，计算初始 mRNA 或 DNA 的相对含量。此外，利用标准样品，通过绘制 C_t 值和标准品浓度的标准曲线，可进行 DNA 含量的绝对定量。

四、主要应用及其优势与不足

qRT-PCR 不仅实现了对 mRNA 和 DNA 进行定量的目的，而且具有灵敏度高、特异性强、重复性好、定量准确、快速简便等优点，已广泛应用于分子生物学研究和医学诊断等领域。在分子生物学研究中，qRT-PCR 主要用于基因表达研究和单核苷酸多态性及突变分析。在医学诊断中，qRT-PCR 不仅可对病原体（如淋球菌、沙眼衣原体、人乳头瘤病毒、单纯疱疹病毒、人免疫缺陷病毒、肝炎病毒、流感病毒、结核分枝杆菌、EB 病毒和巨细胞病毒等）进行定性和定量测定，而且在产前诊断、药物疗效关系评价及肿瘤基因检测中发挥着重要作用。然而，qRT-PCR 也具有一定的缺陷。首先，非探针类 qRT-PCR 中的荧光染料不仅在 PCR 过程中对引物特异性要求高，而且其可与非特异性产物结合产生假阳性结果。其次，探针类 qRT-PCR 中试剂盒价格较高、周期长，仅适合于特定目标 DNA 的检测。

第二节　免疫印迹技术

一、概　　述

免疫印迹（immunoblotting）又称蛋白质印迹（Western blot），是一种通过凝胶电泳分离蛋白质，并将蛋白质从凝胶转移至膜，再用特异性抗体对膜上抗原进行选择性免疫检测的技术。免疫印迹是一种重要的蛋白质分析方法，可用于样品中特定蛋白的定性、半定量及蛋白质分子的相互作用等研究。

二、技术原理

免疫印迹本质是一种蛋白质分子之间的"杂交"，主要原理是基于抗原和抗体之间的特异性结合进行蛋白质检测。首先，待检测抗原（又称靶蛋白）经凝胶电泳和转膜后，与其特异性抗体（一抗）孵育结合，随后再与耦联辣根过氧化物酶或生物素的抗体（二抗）孵育结合，最后通过辣根过氧化物酶催化显色出抗原、一抗和二抗复合体，进而检测出待测抗原相对浓度。

免疫印迹主要包括样品制备、电泳、转膜、封闭、抗体孵育和曝光等过程（图5-2）。首先，根据待测蛋白质的性质，如分子量、分子大小、电荷等特性，利用聚丙烯酰胺凝胶电泳将蛋白质进行分离，再利用电泳原理将凝胶中的蛋白质转移并固定到硝酸纤维素（nitrocellulose，NC）膜或聚偏二氟乙烯（polyvinylidene fluoride，PVDF）膜，转移到膜上的蛋白质分子位置与凝胶经电泳分离后蛋白质位置对应，即形成"印迹"。随后，利用牛血清白蛋白或脱脂奶粉等非特异性蛋白对膜进行"封阻"，防止抗体与膜非特异性结合。然后用相应一抗和二抗与膜上的待检测蛋白质进行杂交结合，最后依据标记的特异性进行相应显色，进而判断出待测蛋白质所在的位置和相对含量。

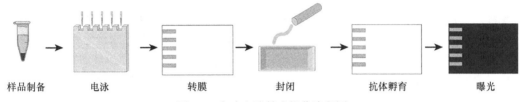

图 5-2　免疫印迹技术操作流程图

三、操作步骤

1. 样品制备　首先将组织、体外培养的细胞或微生物等利用化学和物理方法进行破碎，随后加入细胞裂解液和蛋白酶抑制剂，通过高速离心提取总蛋白质，并检测蛋白质浓度。最后将提取的目的蛋白与上样缓冲液混合，100℃加热变性制备后续待测蛋白质样品。

2. 电泳　根据待测蛋白质分子量，配制合适浓度的聚丙烯酰胺凝胶，随后加入电泳缓冲液，每个样品孔中上样 10～30μg 蛋白，并在其中一个孔中上样蛋白分子量标记物（marker），盖上电泳槽盖，打开电源进行电泳，电泳至蓝色样品到达凝胶的底端处附近即可停止电泳。

3. 转膜　裁剪与分离胶相同大小的 NC 膜或 PVDF 膜，根据黑色板—滤纸—凝胶—膜—滤纸—白色板的顺序，将转模板放置电泳槽，根据待测蛋白质分子量大小，进行不同时间的转膜。

4. 封闭　转膜完成后，将膜放入脱脂奶粉或牛血清白蛋白溶液，室温摇床震荡 1h 进行封闭，从而降低抗体与非特异性蛋白的结合。

5. 抗体孵育　将膜置于按特定比例稀释的一抗，37℃孵育 1h 或 4℃孵育过夜并轻轻晃动。随后用 TBST[三羟甲基氨基甲烷（Tris）-氯化氢（HCl）缓冲液+吐温（Tween）20] 缓冲液洗涤膜三次去除残留的一抗，再将膜与按特定比例稀释的二抗室温孵育 1～2h，并轻轻晃动。

6. 曝光　将孵育完二抗的膜 TBST 缓冲液洗涤三次后，滴加增强化学发光（enhanced chemiluminescence，ECL）试剂，并利用显影定影法或凝胶成像系统进行曝光检测。

四、主要应用

免疫印迹是分子生物学、生物化学和免疫遗传学等科学研究中常用的一种实验方法，主要用于检测给定样品中特异性蛋白质存在、蛋白质的大小、半定量分析蛋白质的含量及蛋白质分子间的相互作用。此外，免疫印迹在鉴定不同蛋白质异构体、鉴定 RNA-蛋白质、DNA-蛋白质和蛋白质-蛋白质相互作用、检测蛋白质翻译后修饰、蛋白质的亚细胞定位及抗体开发和表征等方面具有重要作用。免疫印迹同样是一种强有效的临床诊断工具，可用于深入了解各种代谢紊乱疾病的分子机制，并协助开发各种疾病的新型治疗策略。例如，利用免疫印迹试剂盒可用于诊断人类免疫缺陷病毒、乙型肝炎病毒、单纯疱疹病毒等引起的病毒性传染病，也可用于诊断细菌、寄生虫和真菌等引起的非病毒性传染病，以及通过鉴定特定蛋白质诊断肿瘤、自身免疫病及神经系统疾病。

五、优势与不足

与传统的蛋白质检测方法相比，免疫印迹技术具有高特异性和高灵敏度的特点。然而，该技术对人员和实验室设备要求较高，实验过程微小误差可导致错误结果。此外，在免疫印迹实验过程中，抗体与非目的蛋白结合可导致假阳性结果，转膜时间不足及蛋白质未正确转移到膜上将导致假阴性结果。

第三节 免疫组织化学技术

一、概　　述

免疫组织化学（immunohistochemistry，IHC）技术是利用抗体与抗原特异性结合的原理，通过化学反应使标记抗体的显色剂（荧光素、酶、金属离子、同位素）显色来确定组织细胞内抗原，进而对抗原进行定位、定性及相对定量的研究。免疫组织化学技术将抗原抗体的特异性结合和组织化学结合起来，借助光学显微镜成像，在组织、细胞及亚细胞水平检测各种抗原物质。

二、技 术 原 理

免疫组织化学技术是利用抗原和抗体之间的特异性结合，借助组织化学的方法显示抗原抗体结合的部位，对组织中的抗原进行定性、定位或定量研究。根据抗原-抗体反应和化学显色原理，组织切片或细胞标本中的抗原首先和一抗结合，再利用一抗与已被生物素或荧光素等标记的二抗进行反应（图 5-3）。最后，通过显色反应或荧光来显示组织或细胞中的抗原-抗体反应部位，在光学显微镜或荧光显微镜下确定抗原的分布与含量。免疫组织化学中标记物有酶、荧光染料、放射性同位素、铁蛋白、胶体金等，因此将免疫组织化学分为免疫酶标法、免疫荧光法、放射免疫法和免疫金银法等。

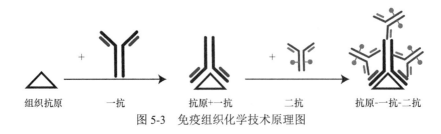

组织抗原　　　一抗　　　　　抗原+一抗　　　二抗　　　抗原-一抗-二抗

图 5-3　免疫组织化学技术原理图

三、操 作 步 骤

1. 脱蜡和水化　将石蜡切片组织置于 60～65℃烤箱中烤片 20～30min，随后利用不同浓度梯度的二甲苯和乙醇进行脱蜡和水化，冷冻切片或体外培养的细胞爬片不需要此步骤。

2. 抗原修复　组织中的部分抗原在多聚甲醛固定液中易发生蛋白质之间的交联与醛基的封闭，导致失去抗原性。因此，需采用抗原修复技术使抗原决定簇重新暴露，提高抗原检测率。常用的抗原修复方法为高压修复、微波修复及胰酶修复三种。

3. 封闭　利用过氧化氢溶液去除组织或细胞内过氧化氢酶后，采用动物血清对组织或细胞中能与抗体结合的非特异性蛋白进行封闭，进而降低非特异性染色和假阳性结果。

4. 孵育一抗和二抗　根据实验需要选择可用于免疫组织化学染色的一抗，37℃孵育 1h 或 4℃孵育过夜，清洗过后再与合适浓度的二抗室温孵育 30min。

5. 显色　滴加 3,3-二氨基苯联胺（DAB）显色液，在显微镜下时刻观察染色情况，显色时间根据不同情况进行调整，染色深度合适后利用自来水冲洗切片，从而终止显色过程。

6. 复染　将切片置于苏木素浸染 1min，流水冲洗，再置于分化液中酸洗 2s，最后用流水冲洗返蓝，此时细胞核被染为蓝色。

7. 封片　组织切片经梯度乙醇（浓度由低到高）脱水，二甲苯透明，晾干切片后滴加适量中性树胶封片，最后在显微镜下拍照检测。

四、主 要 应 用

免疫组织化学技术是一种基于免疫标记技术的细胞和组织学研究方法，用于检测蛋白质在组织或细胞中的分布、表达水平及其定位。该技术在肿瘤发生机制研究、肿瘤治疗策略研发及肿瘤临床诊断等方面发挥重要作用。例如，免疫组织化学技术在肿瘤良恶性的判断、确定肿瘤分期、确定来源不明转移瘤的原发部位、未分化恶性肿瘤分类、鉴定不同器官与组织交界处肿瘤、及时准确发现微小转移灶、探究治疗和预后有关的免疫组化标记物、诊断感染性疾病及探究药物靶点等过程发挥十分重要的作用。

五、优 势 与 不 足

免疫组织化学技术不仅具有特异性强、灵敏性高及抗原定位精准等优点，而且直观性强，其可直接观察目标蛋白在组织或者细胞内的分布量。然而，免疫组织化学也具有技术局限性。例如，部分肿瘤因分化程度低而不表达相关抗原，且同一种抗原可在多种肿瘤中表达，造成检测不准确。此外，由于缺乏绝对特异性抗体、抗体滴度不同及内源性生物素等因素的影响，导致检测结果产生假阳性。最后，免疫组织化学存在操作中缺乏适当的阳性与阴性对照，缺少技术完整的质量控制和定量分析规范等一系列亟待解决的问题。

第四节　酶联免疫吸附分析技术

一、概　　述

酶联免疫吸附分析（enzyme-linked immunosorbent assay，ELISA）是一种常用的定性或定量检测抗原或抗体浓度的免疫分析技术。1971 年恩瓦尔（Engvall）和佩尔曼（Perlmann）提出了使用酶联免疫吸附剂进行 IgG 定量测定的方法，使得 ELISA 由用于抗原定位的酶标抗体技术发展成液体标本中微量物质的测定方法。ELISA 是将可溶性抗原或抗体结合到聚苯乙烯等固相载体上，利用抗原和抗体结合的专一性，进行简单而快速的免疫微量测定技术，是在免疫酶技术的基础上发展起来的一种新型的免疫测定技术，其在实验室研究和疾病肿瘤标志物检测等方面发挥重要的作用。

二、技 术 原 理

ELISA 的技术原理主要包括三个方面：①将抗原或抗体结合到某种固相载体表面，并保持其免疫活性。②抗原或抗体可通过共价键与酶连接形成酶标抗原或抗体，而此种酶结合物仍能保持其免疫学和酶学活性，常用酶包括辣根过氧化物酶和碱性磷酸酶等。③底物（抗体或抗原）和酶结合物按不同的步骤与固相载体表面的抗原或抗体进行免疫反应，形成有色产物，可根据底物的颜色反应来判定是否有免疫反应的存在，而且颜色深浅与样本中相应抗原或抗体的量成正比，可根据已知浓度抗原或抗体的颜色深浅绘制标准曲线，并依此计算出未知样品中抗体或抗原的浓度（图5-4）。

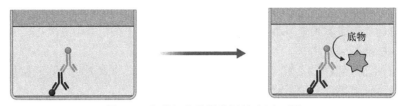

图 5-4 酶联免疫吸附分析技术原理图

三、操作步骤

（一）ELISA 样本的处理

ELISA 检测的常见样本包括血清、血浆、尿液、细胞上清液、脑脊液及组织标本。在样本采集过程中，需注意以下几点：①血清样本采集应避免溶血，红细胞溶解会释放具有过氧化物酶活性的物质，从而增加检测过程中的非特异性显色。②收集样本过程应注意无菌操作，避免细菌污染。③样本收集后若在一周内进行检测则可保存于 2～8℃，若不及时检测，需要对样本进行分装，冻存于 –20℃或 –80℃，避免反复冻融。

（二）ELISA 样本的检测

根据抗原固定、抗原标记及抗原-抗体反应类型的不同，ELISA 检测可分为直接 ELISA 法、间接 ELISA 法、夹心 ELISA 法和竞争 ELISA 法（图 5-5）。其实验步骤主要为：①向微孔板中加入配制好的抗原包被液 4℃孵育过夜或室温孵育 1～3h，PBS 洗涤 3～5 次，去除多余的未结合抗原。②再加入适量的封闭液，放置于 37℃ 2h 或室温封闭过夜，封闭完后用 PBS 洗涤 3～5 次。③加入相应的抗体室温孵育 1h，并且 PBS 洗涤 3～5 次。④加入底物室温孵育 2h，并且 PBS 洗涤 3～5 次。⑤酶标仪检测。

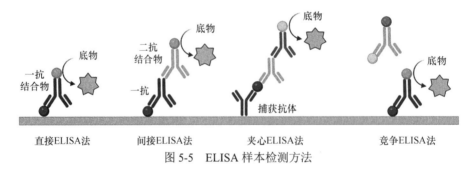

图 5-5 ELISA 样本检测方法

四种检测方法的不同之处主要包括：

1. 直接 ELISA 法 是最早出现而且操作最为简单的一种方法，待检测抗原直接包被在微孔板表面，加入相应的酶标抗体和底物进行检测。直接法的操作步骤和所需试剂较少，也因缺少二抗的参与使得其灵敏度较低。因此常用于检测抗原抗体的亲和力。

2. 间接 ELISA 法 相较于直接 ELISA 法，间接 ELISA 法的特点在于其使用酶标记的二抗进行检测。与直接 ELISA 法的不同之处在于完成一抗的孵育并洗涤后，增加了二抗的孵育，并以相同的方法洗涤后添加底物产生反应。间接 ELISA 法增加了酶标二抗孵育步骤，提高了检测的灵敏度及灵活性，同时减少了标记抗体的使用量。但该法同样存在交叉反应的可能性，增加了背景噪音，并且步骤的增多使得实验周期延长。

3. 夹心 ELISA 法 分为双抗体夹心 ELISA 法和双抗原夹心 ELISA 法。双抗体夹心 ELISA 法常用于检测抗原，其原理是将抗体固定在固相载体上，加入待测抗原，与抗体特异性结合，再加入酶标抗体检测，并利用底物显色，即可测定总靶蛋白的含量。双抗原夹心 ELISA 法的反应模式与双抗体夹心 ELISA 法类似，用固相抗原和酶标特异性抗原，分别代替固相抗体和酶标特异性抗体，即可测定样品中的抗体。夹心 ELISA 法的显色结果与待检抗原（或抗体）的量成正比，此外，其灵敏度和特异度较高且抗原无须提前纯化，但常用于检测具有两个以上识别位点的大分子蛋白质，对配对抗体的要求较高。

4. 竞争 ELISA 法　相较于其他三种方法，竞争 ELISA 法较为复杂，通常用于检测半抗原、激素或药物等小分子物质。其原理是样本中的抗原及预包被的酶标抗原，竞争性地与固相抗体相结合。样本中的抗原含量越多，结合在固相上的酶标抗原就越少，最终显色也越浅。需要注意的是，显色结果与待检抗原（或抗体）的量成反比。预先将抗原包被在固相载体上，并加入酶标记的特异性抗体。实验时，加入待检抗原（或抗体），如果待检物是抗原，则待检抗原与预先包被在固相载体上的抗原竞争结合酶标抗体；如果待检物是抗体，则待检抗体就与系统中原有的酶标抗体竞争结合包被在固相载体上的抗原。通过洗涤洗掉被竞争结合的酶标抗体，最后加底物显色。竞争 ELISA 法可检测不纯的样品，数据再现性高，但其整体敏感性和专一性较差。

四、主要应用

ELISA 技术因其简单、高效、灵敏和特异的特点，广泛应用于食品安全检测、植物资源、环境监测及临床常规测定和医学研究等生物学领域。其中以临床常规测定应用最为广泛，主要包括 3 类：①抗原和抗体的检测，在感染性疾病诊断的辅助作用较为突出，如肝炎病毒、风疹病毒、流感病毒、轮状病毒、人类免疫缺陷病毒和新型冠状病毒等病毒检测；幽门螺杆菌、军团菌和结核分枝杆菌等细菌检测；还有如梅毒螺旋体、沙眼衣原体和肺炎衣原体等其他类型病原体检测。此外，ELISA 在免疫病的诊断也发挥着重要的作用，如抗甲状腺球蛋白抗体、风湿系列抗体和抗胰岛素抗体等。②激素和药物的检测，常见的激素检测有雌二醇和皮质醇等。药物浓度检测，如抗生素、心脏病类药物和呼吸系统用药等的药物浓度检测。③特种蛋白的检测，如循环免疫复合物、免疫球蛋白、白细胞介素家族、肿瘤坏死因子和转化生长因子等。此外，还包括常见的肿瘤标志物，如甲胎蛋白、癌胚抗原等。

五、优势与不足

ELISA 技术操作简单、快速、灵敏性高、特异性强、实验设备要求简单、应用范围广泛、无放射性污染、能定性及半微量、微量、超微量定量分析，是目前应用最广，发展最快的酶免疫学技术方法。尽管如此，ELISA 也存在着一些不足之处。首先，ELISA 检测试剂盒灵敏性低、稳定性差；此外，在进行操作的过程中，干扰检测的因素较多，容易出现假阳性或假阴性，还可出现弱阳性或灰区的结果。

第五节　原位杂交技术

一、概　　述

原位杂交（in situ hybridization，ISH）技术起源于 20 世纪 70 年代，是分子生物学、组织化学及细胞学相结合而产生的一门新兴技术。1969 年加尔（Gall）和帕杜（Pardue）首创用爪蟾核糖体基因探针确定其定位于卵母细胞核仁中，同年有学者相继利用同位素标记核酸探针进行了细胞或组织的基因定位，首次成功实现原位杂交技术。自此以后，随着分子生物学技术的迅速发展，分子克隆、质粒和噬菌体 DNA 的成功构建，为原位杂交技术的发展奠定了深厚的技术基础。原位杂交技术是指通过已知的特异性标记探针与细胞、组织或染色体中待检测的核酸分子特异性结合的分子检测技术，广泛用于细胞和分子病理学研究。

二、技术原理

原位杂交的本质就是在适宜的温度和离子浓度下，使具有特异序列的单链探针根据碱基互补配对原则，与细胞、组织或染色体内待测核酸的互补序列杂交，应用与标记物相应的检测系统，从而对特异性核酸进行定性、定位或相对定量分析。杂交分子的形成并不要求两条单链的碱基顺序完全互补，不同来源的核酸单链只要彼此之间有一定程度的互补顺序（即某种程度的同源性）就可以形成杂交双链。根据探针和靶核酸的不同，原位杂交可分为 DNA-DNA 杂交、DNA-RNA 杂交和 RNA-RNA 杂交，根据探针的标记物是否直接被检测，原位杂交又可分为直接法和间接法两类。直接法主要用放射性同位素、荧光及某些酶标记的探针与靶核酸进行杂交，杂交后分别通过放射自显影、荧光显微镜术或成色酶促反应直接显示。间接法一般用半抗原标记探针，最后通过免疫组织化学法对半抗原定位，间接地显示探针与靶核酸形成的杂交体。

三、操作步骤

（一）样品的制备

1. 细胞样品 将体外培养细胞进行爬片培养，细胞密度达到 70%～90% 时，用 PBS 洗涤细胞 2～3 次。

2. 冰冻切片 新鲜组织用 4% 多聚甲醛等固定液固定，固定时间根据组织大小而定，切片厚度 5～10μm，烘干后用 PBS 室温摇床洗涤 3 次，每次 5min。

3. 石蜡切片 新鲜组织用 4% 多聚甲醛等固定液固定，固定时间根据组织大小而定，切片厚度最好不超过 4μm，烘干后进行脱蜡，二甲苯洗涤 2 次，每次 3min，再用二甲苯/乙醇（1：1）溶液洗涤 3min。随后进行水化，依次用 100%、95%、70%、50% 乙醇洗涤，各洗涤 3min，再用超纯水洗涤 2 次，每次 5min。

（二）细胞通透

加入适量 5～20μg/ml 蛋白酶 K 室温消化 2～10min。随后用 PBS 摇床洗涤 2 次，每次 5min。加入 4% 多聚甲醛室温固定 10min。去除 4% 多聚甲醛，用 PBS 摇床洗涤 2 次，每次 5min。

（三）降低背景

加入适量 0.5mol/L HCl 浸没细胞，室温摇床洗涤 5min 中和碱性蛋白。用 PBS 摇床洗涤 2 次，每次 5min。加入适量预先配制的乙酰化试剂浸没样品，室温摇床洗涤 10min。最后用 PBS 摇床洗涤 2 次，每次 5min。

（四）杂交

1. 试剂配制（无 RNase 环境操作）

（1）含探针的杂交液：取适量杂交缓冲液（hybridization solution），按照 1：100 加入酵母 RNA（yeast RNA）（100×）并混匀，加入探针至最终浓度为 0.5～1μg/ml，尽量避光配制。

（2）洗涤液：用超纯水配制并混匀。

2. 预杂交 加入适量含酵母 RNA（1×）的杂交缓冲液浸没细胞，样本密封，防止蒸发，放置 45～65℃避光摇床孵育 20min。

3. 探针变性 将含探针的杂交液放置 45～65℃避光摇晃 20min 后，立刻冰浴 2min，适当混匀后冰浴放置备用。

4. 杂交 去除杂交缓冲液，滴加含探针的杂交液浸没样本，密封后放置 45～65℃避光摇床杂交 2～12h。

5. 探针回收　将含探针的杂交液回收至洁净离心管中,−20℃避光保存。

6. 洗涤　加入适量预热的洗涤液,45～65℃避光摇床洗涤 3 次,每次 5～20min。

（五）细胞核染色

用 PBS 摇床洗涤 2 次,每次 5min。使用适量 0.5～10μg/ml 4′,6-二脒基-2-苯基吲哚（DAPI）染色液浸没细胞,染色 3～5min。用 PBS 摇床洗涤 2 次,每次 5min。

（六）拍照与保存

此时可以直接在荧光显微镜下拍照,也可以去除 PBS,滴加抗荧光猝灭封片液或抗荧光猝灭封片液浸没细胞,盖上盖玻片,荧光显微镜下拍照。拍照后样品可放置 4℃避光保存。

四、主要应用

原位杂交技术可以直接测定 DNA 序列在染色体的定位情况,在分子生物学研究中发挥重要作用。例如,荧光原位杂交技术为当前着丝粒结构研究提供了重要的手段,其可对着丝粒重复序列进行分析,包括重复元件 α、β 和传统卫星 DNA 的性质和分布。利用荧光原位杂交技术可以直接观察染色体端粒,简化了对其在核内的结构和功能研究,定位其端粒序列。通过荧光原位杂交技术还可以直接观察染色体形态结构,也能观察细胞核内染色质,可阐明减数分裂染色体的高度有序结构,有助于了解减数分裂染色体配对和重组的机制。此外,荧光原位杂交技术用人染色体特异探针能有效地检测出人类和灵长类动物染色体畸变类型,从而为染色体 RNA 和基因组进化研究提供技术支持。还有,目前荧光原位杂交技术在微生物生态学各个领域的研究中已成为了强有力的工具,如环境样品中微生物多样性的检测、污水处理相关微生物多样性研究、动物体内共生微生物的研究、分析复杂的微生物群落等。除上述运用外,荧光原位杂交技术可用于病原微生物诊断、产前诊断、绘制基因图谱、肿瘤基因的检测和判断等。

五、优势与不足

原位杂交应用领域广泛,其不仅可用于已知基因或序列的染色体定位,也可用于未知克隆基因或遗传标记、染色体变异、基因突变、基因拷贝数变化的检测。并且荧光原位杂交技术在 DNA 检测和 RNA 检测中都可应用,一定程度上既可反映基因水平的变化,也可反映蛋白水平的变化。此外,荧光试剂和探针经济安全,探针的稳定性较强。荧光原位杂交技术实验周期短,能够迅速得到结果,定位准确,特异性强。但其存在着信号丢失的风险,造成假阴性的结果,并且其能进行定性和半定量检测,不能行绝对定量检测。

第六节　总结与展望

肿瘤靶向治疗是目前最为重要的抗肿瘤疗法之一,其在现有的肿瘤治疗策略中担任着基石的角色。肿瘤靶向治疗是指将对肿瘤细胞生长和发展具有抑制性作用的药物或生物制品靶向到肿瘤组织,从而抑制肿瘤细胞生长并破坏其生长环境,且对正常的组织器官毒性作用较小,起到精准杀伤肿瘤的作用。靶向治疗分为分子靶向、细胞靶向和器官靶向三个层次,分子靶向治疗的特异性较高,其利用肿瘤组织中的特异性结构或分子作为靶点,使用相应的抗体或配体与之结合从而实现精准导向治疗。肿瘤靶向药物是以肿瘤发生发展过程中异常的分子或基因为依据去设计和研制的,但并不是所有的肿瘤患者都存在肿瘤治疗靶点,为了提升靶向药物抗肿瘤疗效,在临床诊疗过程中,患者通常需接受肿瘤治疗靶点的检测。

肿瘤靶向治疗技术的不断发展,使得肿瘤治疗靶点表达的检测技术也在不断地完善与进步,现如今较为常用的检测手段包括 qRT-PCR 技术、免疫印迹技术、免疫组织化学染色技术、ELISA 技术和原位杂交技术等。qRT-PCR 技术灵敏度高、特异性强、重复性好、定量准确和快速简便，已成为分子生物学研究中的重要工具，随着技术不断改进和发展，其未来的应用前景广阔，一方面 qRT-PCR 技术与其他分子生物学技术相结合使定量极微量的基因表达或 DNA 拷贝数成为可能。另一方面 qRT-PCR 技术的应用，使其有一个足够的基础为广大临床诊断实验室所接受，将有助于临床医生对疾病的诊断和治疗。免疫印迹技术是一项应用于科学研究与临床诊断的较为成熟的实验技术，其高特异性和高灵敏度的特点是其应用广泛的重要原因，此项技术的不断改进与发展将会为科研工作和临床诊断提供更有力的帮助。免疫组织化学染色技术和原位杂交技术是目前临床肿瘤治疗靶点检测最为常用的两项技术，例如乳腺癌患者的 HER-2、肿瘤增殖 Ki67 和程序性死亡受体配体-1（PD-L1）表达检测等，其在肿瘤诊断、治疗和预后中发挥不可替代的作用。ELISA 技术以其特异性强、操作简单等优点，在肿瘤诊疗过程发挥越来越重要的作用，大批基于 ELISA 的肿瘤特异因子检测试剂盒逐渐被广泛应用。

第六章 肿瘤治疗靶点互作因子及活性位点鉴定技术

肿瘤靶向治疗作为一种新兴的肿瘤治疗手段，在肿瘤临床治疗中发挥着重要作用。然而，肿瘤治疗新靶点和新药物的研究与开发仍然面临多重挑战。深入研究肿瘤治疗靶点与下游蛋白的相互作用，寻找肿瘤治疗靶点活性位点，明确其对肿瘤生长转移的具体机制，是肿瘤治疗靶点发现及药物研发的重要环节。近年来，蛋白质相互作用检测技术不断发展完善，为肿瘤治疗靶点相互作用因子和活性位点研究提供了强有力的工具和方法。这些技术主要包括免疫共沉淀技术、酵母双杂交技术、GST 融合蛋白沉降技术、荧光共振能量转移技术、表面等离子体共振、微量热泳动、等温量热滴定技术等。

本章对上述常用的肿瘤治疗靶点互作因子及活性位点鉴定技术进行总结，探讨这些实验技术的概念、原理、实验流程、注意事项及主要应用，旨在为肿瘤治疗靶点及药物研发等相关研究提供帮助。

第一节 免疫共沉淀技术

一、概 念

免疫共沉淀（co-immunoprecipitation）又称免疫共吸附或免疫下拉技术，是一种常用的蛋白质相互作用检测技术，其原理是利用特异性抗体与目的蛋白结合，然后通过抗体的亲和性将目的蛋白及其结合蛋白从完整细胞裂解产物中沉淀出来，从而实现对蛋白质-蛋白质相互作用的检测。

二、原 理

当细胞发生非变性裂解时，所产生的蛋白质样品中会完整保留细胞中蛋白质-蛋白质相互作用复合体。基于此，若要检测细胞内是否存在两种蛋白质的相互作用，可利用预先固化在琼脂糖凝胶珠/磁珠上的靶蛋白抗体去免疫沉淀靶蛋白及其相互作用蛋白质（互作蛋白）。经过多次洗涤沉淀后，再利用蛋白质免疫印迹实验检测洗脱样品中是否存在靶蛋白及其互作蛋白，从而证明两种蛋白质间的相互作用（图 6-1）。

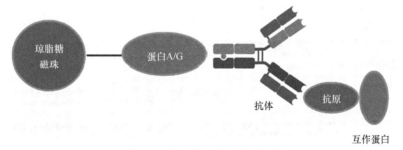

图 6-1 免疫共沉淀技术原理图

三、实验流程

以 HEK293 细胞外源性表达 A 和 B 蛋白，利用凝胶珠免疫共沉淀检测 A 和 B 蛋白是否存在相互作用为例（图 6-2）。

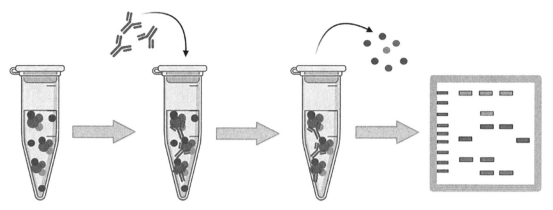

收集蛋白质样品　　　诱饵蛋白质抗体沉淀诱饵蛋白　　　SDS-PAGE分离蛋白质　　　免疫印迹法检测是否存在靶蛋白

图 6-2　免疫共沉淀技术实验流程图

SDS-PAGE：SDS 聚丙烯酰胺凝胶电泳

（一）细胞转染与蛋白提取

1. 将 HEK293 细胞接种于培养皿中，待细胞密度达到 60%～70% 时，将含有不同融合标签的蛋白 A 与蛋白 B 质粒转染表达至 HEK293 细胞中。

2. 转染 18～24h 后，在培养皿中加入胰酶消化并收集细胞，250g 离心 5min，将细胞沉淀用预冷 PBS 清洗 2 次。

3. 在收集细胞中加入细胞裂解缓冲液，置于旋转摇床 4℃裂解 10min，随后将裂解样品 4℃ 12000g 离心 10min，上清液则为细胞总蛋白并置于 4℃保存。

（二）凝胶珠清洗

1. 取含有特定标签抗体的凝胶珠原液上下颠倒数次，并吸取一定量置于离心管中。

2. 加入裂解缓冲液上下颠倒清洗，4℃ 5000g 离心 30s，重复清洗三次。

3. 加入裂解缓冲液重悬凝胶珠，裂解液体积为凝胶珠体积的 1.5 倍，4℃保存。

（三）抗原捕获及清洗

1. 取 1/10 体积上述总蛋白作为全细胞裂解液，保存于 –20℃以备后续检测。

2. 向剩余总蛋白中加入一定量的凝胶珠，4℃旋转孵育 2h 后 4℃ 5000g 离心 3min，弃上清液，并加入新的裂解液清洗凝胶珠 3 次。

3. 向凝胶珠沉淀中加入洗脱液，静置 5min，每隔 1min 重悬凝胶珠，5000g 离心 1min，取上清液，并按比例加入一定量中和缓冲液。

4. 分别向洗脱样品和全细胞裂解液加入上样缓冲液，100℃变性 5min，迅速冰浴 1min，随后利用免疫印迹法进行检测。

四、注意事项

1. 裂解条件　细胞裂解需采用较温和的裂解条件，避免破坏细胞内天然存在的蛋白质复合物。细胞裂解液中需要额外加各种蛋白酶抑制剂，以防止蛋白质发生降解。

2. 抗体选择　免疫沉淀抗体尽量使用单克隆抗体以减少非特异蛋白的干扰。

3. 阴性对照　使用阴性对照抗体作为对照组以排除非特异性信号和背景干扰。

4. 清洗不足造成假阳性　要确定蛋白质复合物之间的相互作用是发生在细胞内，而不是因为细胞的溶解才发生。

五、主 要 应 用

免疫共沉淀是一种广泛应用于生物学研究的实验技术，可进行蛋白质之间相互作用的检测及蛋白质复合物的鉴定，是揭示蛋白质在细胞内生物学功能及信号转导机制的重要手段。通过对细胞进行不同干预或选择多个抗体进行免疫沉淀，可以分析蛋白质复合物的组成和动态变化，从而深入了解细胞内复杂的信号转导和调控网络。也可通过与特定亚细胞标记物进行共沉淀，明确蛋白质在细胞中的定位和分布情况，进一步了解蛋白质在亚细胞层面的功能和信号转导机制。此外，免疫共沉淀也可用于检测蛋白质的修饰状态，例如磷酸化、乙酰化、甲基化修饰等。通过选择特定的修饰抗体进行免疫沉淀，可以确定蛋白质修饰的位置和程度，进而更深入地了解蛋白质在细胞生命活动中的具体功能。总之，免疫共沉淀技术是一种重要的蛋白质-蛋白质相互作用检测技术，在细胞和分子生物学研究中具有广泛的应用前景。然而免疫共沉淀在检测蛋白质相互作用的研究中仍存有一定的不足。首先，该技术可能无法检测低亲和力和瞬时的蛋白质相互作用。其次，两种蛋白质的结合可能不是直接的，而是由第三个分子起到桥梁作用。最后，实验前必须对目的蛋白进行预测，以选择最优的抗体进行检测，如果预测不正确，实验可能无法得到有效结果，存在一定的风险。

六、优 势 与 不 足

（一）优势

1. 免疫共沉淀无需纯化蛋白，可在细胞内检测蛋白质相互作用，实验操作难度低。
2. 免疫共沉淀是一种检测细胞内蛋白质相互作用的技术，可检测在特定激活或修饰状态的蛋白质相互作用，可反映机体真实蛋白质相互作用情况。
3. 免疫共沉淀可检测蛋白质点突变或截短体突变后蛋白质相互作用。

（二）不足

1. 免疫共沉淀不能检测蛋白质间直接相互作用。
2. 免疫共沉淀不能检测蛋白质间弱相互作用或瞬时相互作用。
3. 免疫共沉淀严重依赖于抗体特异性，容易受假阳性结果影响。

第二节　酵母双杂交技术

一、概 念

酵母双杂交技术是研究细胞内蛋白质直接相互作用的一种分子生物学技术。其主要原理是基于酵母细胞中的转录因子和启动子相互作用，将两个待测蛋白质分别与酵母细胞的转录因子和启动子构建融合蛋白，通过检测报告基因是否表达从而判断两蛋白质是否存在直接相互作用。该技术不仅能检测细胞内稳定的蛋白质-蛋白质相互作用，也可检测微弱的或者瞬时表达的蛋白质-蛋白质相互作用，在生物科学研究中被广泛应用。

二、原 理

酵母双杂交系统的建立是基于对真核生物转录调控过程的认识。真核生物基因转录需要转录激活因子的参与，其通常包含两个不同的结构域：DNA 结合域（binding domain，BD）和 DNA 激活域（activation domain，AD），这两个结构域可以独立分开，功能互不影响。但 BD 和 AD 单独作用时并不能激活转录反应，只有当二者在空间上充分接近时，才具备完整的转录激活因子活性，从而使下游基因得以转录，酵母双杂交系统则基于此原理设计（图 6-3）。将两个待研究蛋白质的基因分别与 BD、AD 构建融合质粒，然后将两质粒转入同一酵母细胞中表达。若两蛋白质之间不存在相互作用，则下游基因（报告基因）不会发生转录表达，若两个蛋白质存在相互作用，则 BD 与 AD 空间上充分接近，从而激活下游基因（报告基因）转录表达。因此，通过判断报告基因的表达与否，即可判断两蛋白质之间是否存在相互作用。

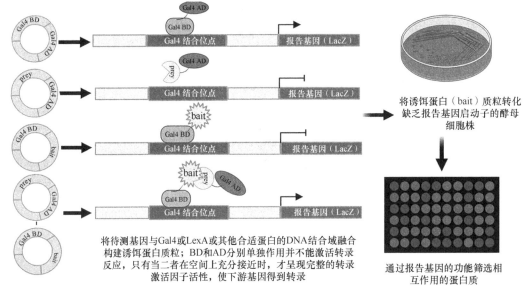

图 6-3　酵母双杂交技术原理图
prey：猎物蛋白

三、实 验 流 程

（一）试剂配制

1. 酵母浸出粉胨葡萄糖（YPD）培养基　将 20g 蛋白胨（peptone）及 10g 酵母膏（yeast extract）溶于 900ml 去离子水，用 HCl 或 NaOH 调节溶液 pH 至 5.8，再加入 20g 葡萄糖，用去离子水定容至 1L。

2. 酵母平板　1L YPD 培养液中加入 20g 琼脂，115℃灭菌 15min，冷却至 55℃左右，即可倒板。

3. 色氨酸酵母缺陷型（SD-Trp）培养基　将 6.7g 酵母氮源基础（yeast nitrogen base）培养基及 0.74g 色氨酸缺陷型氨基酸（CSM-Trp）混合物溶于 900ml 去离子水，用 HCl 或 NaOH 调节溶液 pH 至 5.8，再加入 20g 葡萄糖，用去离子水定容至 1L。

4. 色氨酸-亮氨酸酵母缺陷型（SD-Trp-Leu）培养基　将 6.7g yeast nitrogen base 及 0.64g 色氨酸-亮氨酸缺陷型氨基酸（CSM-Trp-Leu）混合物溶于 900ml 去离子水，用 HCl 或 NaOH 调节溶液 pH 至 5.8，再加入 20g 葡萄糖，用去离子水定容至 1L。

5. 色氨酸-亮氨酸-腺嘌呤-组氨酸酵母缺陷型（SD-Trp-Leu-Ade-His）培养基　将 6.7g yeast nitrogen base 及 0.61g 色氨酸-亮氨酸-腺嘌呤-组氨酸缺陷型氨基酸（CSM-Trp-Leu-Ade-His）混合物溶于 900ml 去离子水，用 HCl 或 NaOH 调节溶液 pH 至 5.8，再加入 20g 葡萄糖，用去离子水定容至 1L。

6. 10×乙酸锂（LiAc）　将 10.202g LiAc 溶于 100ml 去离子水，用乙酸调节溶液 pH 至 7.5，121℃灭菌 20min。

7. 10×TE　将 1.211g 浓度为 0.1mol/L Tris HCl 及 0.37g 浓度为 10mmol/L EDTA 溶于 100ml 去离子水，调节溶液 pH 至 7.5，121℃灭菌 20min。

（二）酵母感受态的制备

1. 在超净台中从 YPD 平板取 1～5 个酵母细胞克隆，置于 YPD 培养基中，30℃培养过夜，直到光密度（OD）值为 0.4～0.6。

2. 将上述的酵母培养液 4000g 离心 7min，弃上清液，用灭菌超纯水重悬酵母细胞，4000g 离心 7min，弃上清液。

3. 将 0.2ml 10×TE 溶液，0.2ml 10×LiAc 溶液及 1.6ml 无菌水混合于离心管中配制成 2ml 1×TE/LiAc 溶液，取 0.3ml 新配制的 1×TE/LiAc 溶液重悬酵母细胞，常温静置 10min。

（三）诱饵蛋白（bait）质粒转化酵母细胞

1. 在离心管中加入 0.2ml 10×TE 溶液，0.2ml 10×LiAc 溶液及 1.6ml 50% 聚乙二醇（PEG）配制 2ml 1×PEG/LiAc 溶液。

2. 混匀后取 10µl（2～5µg）诱饵蛋白载体（bait vector）DNA 到无菌的 EP 管中，向 EP 管中加入制备好的酵母感受态细胞和 0.6 ml 1×PEG/LiAc 溶液，充分振荡混匀。

3. 充分振荡后加入 0.6ml 1×PEG/LiAc 溶液，混匀后置于 30℃温育 30min。再加入 70µl DMSO，轻轻颠倒混匀后 42℃温育 15min。

4. 温育结束后放置于冰上 2min 后 13000g 离心 10s。弃上清液，用灭菌超纯水重悬洗涤，13000g 离心 10s 后弃上清液，用 100µl 无菌水重悬细胞。

5. 将上述 100µl 酵母细胞涂布到 SD-Trp 平板，30℃生长 2～3 天观察菌落生长情况。

（四）检测 bait 质粒表达

1. 从转化 bait 质粒的平板上挑酵母单菌落于 SD-Trp 培养基中，30℃摇床培养过夜或 24h（培养时间视单克隆大小而定，OD 值达 0.4～0.6）。

2. 取部分培养液于 500g 离心 5min，弃上清液，用少量 PBS 将菌体重悬并转移到 EP 管中，加入 2×SDS 于离心管中，99℃金属浴 15min，免疫印迹检测转染效率。

3. 剩余菌液可先暂存于 4℃冰箱。若要长期保存，利用无菌 50% 甘油与菌液等体积混匀后保存于 –80℃。

（五）猎物蛋白（prey）质粒转化酵母细胞及表达检测

1. 取 10µl 上述转染成功的 bait 酵母，接种于 SD-Trp 平板进行酵母复苏，24h 后挑取单克隆，接种于 SD-Trp 液体培养基中，30℃摇床培养过夜，检测 OD 值达到 0.4～0.6。

2. 根据上述步骤制备感受态酵母，转染 1～5µg prey 质粒，取 100µl 涂布到 SD-Trp-Leu 平板，30℃生长 2～3 天即可观察到单菌落。

3. 从转化 prey 质粒的平板上挑酵母单菌落于 SD-Trp-Leu 液体培养基中，30℃摇床培养过夜或 24h（培养时间视单克隆大小而定，OD 值达到 0.4～0.6）。

4. 免疫印迹法检测 prey 质粒转化效率，剩余菌液可先暂时保存于 4℃冰箱或甘油长期保存。

（六）prey+bait 相互作用检测

1. 取上述转染 prey+bait 质粒的酵母菌液，分别划线涂布于 SD-Trp-Leu 平板和 SD-Trp-Leu-Ade-His 平板。

2. 30℃生长 2～3 天，SD-Trp-Leu 平板和 SD-Trp-Leu-Ade-His 平板均生长则 prey+bait 存在相互作用，SD-Trp-Leu 平板生长而 SD-Trp-Leu-Ade-His 平板不生长则不存在相互作用。

四、注意事项

酵母双杂交技术需注意事项如下：①培养基的配制及使用。该实验所需的培养基种类较多，应根据不同实验要求选择合适的培养基。首次进行酵母菌液涂板实验时，一定要按浓度梯度稀释菌液，从而选择一个最佳菌液浓度。②外源基因在酵母中正常表达。在检测蛋白质复合物相互作用前，必须先检测诱饵蛋白及猎物蛋白在酵母中是否正常表达，常用的检测方法是基于分子水平的 PCR 检测和基于蛋白质水平的免疫印迹检测。③要避免外源蛋白在酵母中有毒性和自激活现象。酵母双杂交系统是以酵母细胞为载体的，因此一定要先检测诱饵蛋白和猎物蛋白对酵母细胞的毒性及其在酵母细胞中是否有自激活现象，只有排除此干扰才能开展后续蛋白质复合物相互作用的验证。④为了保证实验操作的真实可靠性，必须要设置合理的阳性对照及阴性对照组。

五、应 用

酵母双杂交技术自建立以来，在蛋白质相互作用研究中发挥着重要作用，在生命科学研究领域、医药领域和农业领域等应用十分广泛。其可以检测蛋白质间的相互作用，鉴定蛋白质与 DNA 或 RNA 的结合，研究蛋白质的结构和功能，也可以用于探究疾病的发生机制和筛选药物靶标等。

六、优势与不足

（一）优势

1. 高敏感性 酵母双杂交系统能在体内检测蛋白质的相互作用，具有高敏感性。主要原因为：①其采用高拷贝和强启动子的表达载体使蛋白过量表达。②信号测定是在自然平衡浓度条件下进行的，而免疫共沉淀等物理方法需进行多次洗涤，降低了信号强度。③杂交蛋白间的稳定度可通过与 AD 和 BD 结合形成转录起始复合物而增强，后者又与启动子 DNA 结合，形成的三元复合体使其中各组分的结合趋于稳定。

2. 真实性 由于酵母双杂交技术是在活细胞内进行检测，因此作用条件与作用力在一定程度上代表着细胞内的真实情况。

3. 简洁性 酵母双杂交技术减少了制备抗体和纯化蛋白质等步骤，实验过程相对简洁。

4. 广泛性 采用不同组织器官细胞类型和分化时期的材料构建 cDNA 文库，能分析不同亚细胞部位的蛋白质，并且也适用于部分细胞质、细胞核及膜结合蛋白。

（二）不足

1. 假阳性 某些诱饵蛋白或猎物蛋白具有激活转录的功能，猎物-BD 融合基因与诱饵-AD 融合基因无须相互接触就能启动转录系统，发生自激活现象从而导致假阳性结果。此外，一些蛋白质可能会与其他蛋白质形成蛋白质复合体，激活报告基因，使酵母双杂交实验产生假阳性。

2. 假阴性 在酵母菌株中表达的蛋白质可能具有毒性，从而抑制酵母的生长或报告基因的表达，一些较弱的蛋白质互作可能会被掩盖，从而导致假阴性。

3. 转化效率偏低 酵母的转化效率比细菌低 4 个数量级，因此转化成为了酵母双杂交技术的难题。

4. 不能检测某些核外蛋白质之间的相互作用 酵母双杂交技术检测的对象蛋白质必须入核才能激活报告基因，但很多蛋白质的相互作用依赖于翻译后加工，如二硫键的形成等，而此过程需要在细胞质内完成，这样则有多种蛋白质并不适用此方法。

5. 不能检测翻译修饰后的蛋白质间相互作用

第三节 谷胱甘肽 S-转移酶融合蛋白沉降技术

一、概 念

谷胱甘肽 S-转移酶（GST）融合蛋白沉降（GST pull down）试验是利用蛋白质重组技术将探针蛋白与 GST 融合，融合蛋白通过 GST 与固相化于载体上的谷胱甘肽（glutathione, GSH）特异性结合，从而分离出与融合蛋白相互作用蛋白的生物技术。

二、原　理

GST pull down 是在 GST 融合蛋白的基础上逐渐发展起来的，GST 可以与 GSH 特异性结合，利用基因重组技术将诱饵蛋白 A 与 GST 进行融合，然后将 GSH 固定于琼脂糖珠，形成 GSH-琼脂糖珠，进而将融合蛋白（A-GST）结合到固定化的 GSH 载体。此时，当环境中存在与蛋白 A 相互作用的蛋白 B 时，蛋白 B 就会被吸附形成琼脂糖珠-GSH-GST-A-B 结构的复合物，随后利用 GST 亲和纯化柱进行蛋白质纯化，与蛋白 A 相互作用的蛋白 B 即可被吸附分离，最后利用质谱或免疫印迹检测蛋白 A 和蛋白 B 的相互作用（图 6-4）。

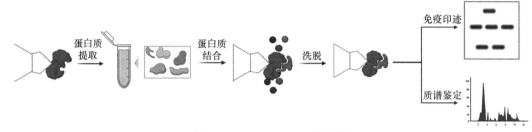

图 6-4　GST pull down 原理图

三、实验流程

（一）重组蛋白表达与纯化

1. 将编码融合 GST 标签的蛋白质粒转化到 BL21 或者 Rosetta DE3 感受态细胞中，在适当的诱导条件下表达融合 GST 的蛋白 A。

2. 将菌液 4℃条件下 4000g 离心 15min，收集细菌沉淀，并利用细菌破碎方法（如超声波处理或机械破碎）将细菌破碎，以释放目标融合蛋白 A。

3. 亲和纯化 GST 融合蛋白 A：使用谷胱甘肽琼脂糖（glutathione agarose）或其他亲和树脂对细菌裂解液中的 GST 融合蛋白 A 进行亲和纯化，4℃颠倒混匀 4～6h 后于 4℃条件下 12000r/min 离心 15s，弃上清液，然后通过洗涤去除非特异性结合的蛋白。

4. 准备样品：从细胞裂解液中提取目的蛋白的表达体系。样品可以是细菌、真核细胞或组织，将样品裂解并去除细胞碎片，获得蛋白质裂解液。

（二）GST pull down

1. 将亲和纯化后的 GST 融合蛋白（固定在树脂上）与含有目的蛋白的样品混合，4℃颠倒过夜。

2. 次日于 4℃条件下 12000r/min 离心 15s，弃上清液，用预冷的 PBS 洗涤珠子 3～5 次，以去除非特异性结合的蛋白质。随后使用洗脱缓冲液洗脱树脂，得到的洗脱液利用 SDS-PAGE 和免疫印迹等技术进行分析，以检测目标蛋白之间是否存在相互作用。

四、注意事项

（一）载体选择

对于不同的实验需要构建的载体不同，载体的选择对融合蛋白有很大的影响，需要综合考虑表达融合蛋白的可溶性及能否高质量表达。目前，经改造的 pGEX 载体由于具备以上优点而被广泛应用于表达 GST 融合蛋白。

（二）诱导温度

不同温度下融合蛋白存在的形式不一，诱导温度的选择对于蛋白质的表达也具有较大影响。

例如，温度敏感型表达载体需要高温诱导，而大部分载体需要低温诱导，因为蛋白质间存在较强的温度依赖性疏水作用，温度高时蛋白质容易形成沉淀，从而提高蛋白质形成包涵体的概率。从目前研究结果来看，获取可溶性蛋白的最佳诱导温度一般为 $20\sim30℃$。

（三）诱导时间

加入诱导物的时机一般选择在细菌生长的对数期，此时细菌生长速度快，生命活力比较旺盛，加入诱导物能获得较多的可溶性融合蛋白。加入诱导物后所需诱导时间则根据诱导温度来决定，一般诱导温度越高，诱导表达时间就越短，反之同理。

（四）诱导物浓度

目前广泛应用的诱导 pGEX 载体表达的诱导物多为异丙基硫代-β-D-半乳糖苷（IPTG），该诱导物不会被细菌代谢从而可保持相对稳定的浓度，但由于具有一定的细胞毒性，在使用时需注意浓度问题。如 IPTG 浓度过高，会在短时间内诱导大量融合蛋白，从而导致不正确的折叠并且形成包涵体，不利于获得可溶性蛋白。因此在实验中推荐采用低浓度、长时间的诱导表达方式，以获得足够量的可溶性融合蛋白。

（五）GST 标签的影响

虽然大多数情况下不会造成影响，但 GST 标签仍可能会影响蛋白的正确折叠。如果对融合蛋白进行质控，将会使实验结果准确性更高。例如使用核磁共振（NMR）、X 射线晶体分析等方法验证蛋白结构有无变化，或通过结合已知互作蛋白验证蛋白功能的变化。

（六）DNA 和 RNA 的影响

对于 DNA 或 RNA 结合蛋白，可能由于 DNA 或 RNA 存在，导致假阳性互作，因此，在进行 GST pull down 时，加入核酸酶十分必要。

五、主 要 应 用

GST pull down 在生命科学和医学研究中具有广泛的应用，特别是在研究蛋白质与其他生物分子之间的相互作用方面。GST pull down 也可用于药物筛选与评价，可利用 GST 标记的靶蛋白与小分子药物库充分反应，垂钓与靶蛋白直接相互作用的小分子，进而筛选潜在靶向药物。总之，GST pull down 在研究蛋白质相互作用、信号转导通路及药物筛选等方面具有重要的应用价值，为生物医学研究提供了有力的工具。

六、优 势 与 不 足

GST pull down 的主要优势是该技术可验证蛋白质-蛋白质之间的直接相互作用。但该技术也存在缺陷，例如验证互作是在试管中进行的生化反应，不能完全反应细胞内蛋白质间的真实互作状态，并且融合表达的 GST 标签肽链较长，可能会改变蛋白原有的三维结构，此外该技术依赖于获得纯化的待检测蛋白，因此对蛋白质表达和纯化技术具有较高的要求。

第四节　荧光共振能量转移技术

一、概　　念

荧光共振能量转移（fluorescence resonance energy transfer，FRET）是一种基于荧光现象的生物物理技术，用于研究分子之间的相互作用。FRET 主要基于一种能量传递过程，其中一个荧光染料（受体）通过非辐射能量转移的方式从另一个荧光染料（供体）吸收能量，从而产生荧光信号的变化。当两个荧光基团间的距离合适时（一般为7～10nm），就可观察到荧光能量由供体向受体转移的现象，以此确定携带两荧光基团的蛋白质之间是否存在相互作用。

二、原　　理

FRET是指两个荧光发色基团的空间距离足够接近时，当供体分子吸收一定频率的光子后被激发到更高的电子能态，在该电子回到基态前，通过偶极子相互作用实现能量向邻近的受体分子转移，即发生能量共振转移（图6-5）。因此，将蛋白X和蛋白Y分别与受体和供体荧光基团连接，当供体荧光分子的发射光谱与受体荧光分子的吸收光谱出现重叠，并且两个分子的空间距离小于10nm（即存在直接互作），就会发生能量共振转移，使得供体荧光强度降低（荧光猝灭），而受体发荧光却大大增强（敏化荧光），通过判断受体的荧光强弱变化，则可判断蛋白质之间是否存在相互作用。

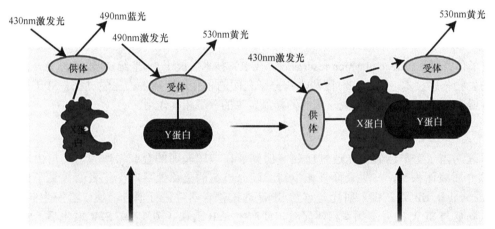

当蛋白X和蛋白Y间没有相互作用时
（两者的空间距离≥10nm），
融合蛋白X和蛋白Y分别产生相应的荧光而被检测到

若蛋白X和蛋白Y间存在相互作用（两者的空间距离<10nm），
用紫光激发融合蛋白X其产生的蓝光会被融合蛋白Y吸收，这
时在细胞内将检测不到蓝色荧光的存在

图6-5　荧光共振能量转移技术原理图
将待检测蛋白分别偶联上供体和受体荧光蛋白，用不同波长的激发光去激发融合蛋白，它能够产生相应波长的荧光

三、实验流程

以荧光物质青色荧光蛋白（CFP，供体）和黄色荧光蛋白（YFP，受体）为例，检测蛋白X和蛋白Y在细胞内的相互作用。具体实验步骤包括：①质粒构建与细胞转染：构建CFP-X和YFP-Y融合蛋白的质粒载体，将检测的蛋白X和蛋白Y分别与荧光蛋白（CFP和YFP）偶联，并将两融合质粒转染于细胞内。②设置实验条件：根据供体和受体的光谱特性，选择适当的激发波长和检测波长。并且调整光源的功率和曝光时间，以避免光强度过高引起光漂白或饱和。③FRET图像采集：将样品放置在荧光显微镜下，使用激发光源照射样品，激发供体的荧光，并使用荧光检测系统检测供体的荧光信号。④FRET数据处理：先去除FRET信号中的光谱串色信号，若为受体通路的FRET信号则需要矫正供体受体光谱灵敏度的变化和自发荧光、光学噪声，除此之外还需要利用矫正系数对双标定细胞进行像素匹配矫正。

四、主要应用

FRET可以实时检测生物大分子之间的相互作用，也可以研究分子内部的变化。因此，FRET在生物医学中应用十分广泛。比如基于活细胞水平研究蛋白激酶的活性、蛋白质磷酸化、蛋白质构象、Ca^{2+} 浓度的测定及蛋白质与蛋白质的相互作用等。FRET 在肿瘤靶向药物筛选过程同样发挥重要作用，可以根据药物处理后靶蛋白相互作用强弱筛选对靶蛋白起到抑制作用药物。此外，基于 FRET 的生物传感器在临床诊断、食品分析加工和环境监测等方面均具有广阔的应用前景。

五、优势与不足

FRET 技术优势包括实验材料简便、样本量要求低、减少了复杂操作导致的实验结果误差，并且其低空间分辨率和高灵敏度使其适用于复杂体系分析。然而其仍存在一些未解决问题，例如生物传感器的设计、高效稳定表达靶蛋白的细胞系构建，以及 FRET 存在背景噪声等问题。

第五节　表面等离子体共振、微量热涌动及等温量热滴定技术

一、表面等离子体共振

（一）概念

表面等离子体共振（surface plasmon resonance，SPR）技术发展于 20 世纪 90 年代，是一种基于光学现象的生物传感技术，用于实时监测生物分子之间的相互作用和生物化学过程。SPR 技术主要依赖于金属表面的等离子体共振现象来监测样品发生的分子相互作用。

（二）原理

SPR 的原理为当一束单色偏振光透过玻璃照射到镀在玻璃表面的金或银薄膜时，自由电子在金属和玻璃介质表面积聚，产生表面极化电荷。表面电荷的集体振荡产生了表面等离子体波（surface plasma wave，SPW），将入射光与这种 SPW 通过耦合器件进行耦合，使二者发生共振，当入射光的波向量与 SPW 的振荡频率相匹配时，便产生 SPR 现象（图 6-6）。SPR 发生后，SPW 吸收入射光的能量，反射光的能量则急剧下降以致完全消失，此时入射光的角度被称作 SPR 角（共振角）。SPR 角随金属薄膜附近介质折射率变化而改变，介质折射率变化又受待测溶液中物质浓度变化的影响。因此通过测量 SPR 角的变化情况便可反映待测溶液中产生反应的情况，当固定的靶蛋白与待测蛋白质或药物发生结合，SPR 角发生变化，进而判断靶点蛋白与待测蛋白质或药物是否发生相互作用，并可检测其结合解离常数（K_d）。

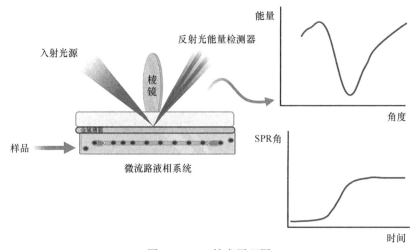

图 6-6　SPR 技术原理图

（三）应用

在药物研发过程中，药物与靶点结合的动力学特点是药物研发的必经环节，这就要求全面掌握候选化合物及修饰后的化合物与靶点的结合特性，并掌握详细的动力学参数。SPR 生物传感器具有高效、自动化、无标记及数据分辨率高的优势，使其成为药物与靶点结合动力学检测首选设备之一。同时也在蛋白质、核酸及多糖等生物大分子相互作用的研究中应用十分广泛。此外，SPR 在疫苗生产质量控制、食品安全监测、药物残留检测、环境检测和中医药现代化研究等方面也都发挥着重要作用。

（四）优势与不足

1. 优势 ①无须分子固定：该技术检测的是生物分子动态结合后的信号输出，无须将待检测分子固定于固相表面。②实时检测：该技术可对生物分子相互作用的整个过程进行动态监测，获得相互作用的动态信息，再对动力学参数进行分析讨论。③无损伤检测：该技术无须对样本进行固定，因此不影响样品的生物活性。④高灵敏度：随着纳米技术的发展，SPR 传感技术的灵敏度也越来越高，该技术与其他同类设备相比具有极高的灵敏度。⑤便于与其他技术联用：检测完成的生物分子解离洗脱后可用质谱等其他技术进行联合分析。

2. 不足 ①该方法检测时蛋白质需要固定，固定效率会严重影响检测准确性，难以固定的蛋白质则无法使用该方法进行检测。②检测结果容易受实验环境影响而造成实验数据背景噪声大，例如环境温度、噪声和电磁辐射等。③实验条件需要前期优化，不同蛋白质间检测所需的固定方法、缓冲液体系及样品浓度需要前期探索优化，增加了实验的复杂性。

二、微量热涌动

（一）概念

微量热涌动（microscale thermophoresis，MST）是一种简洁、迅速、可精确定量生物分子之间相互作用的实验技术。MST 技术基于热涌动现象，即在温度梯度下，分子会沿着温度梯度方向移动，当分子与周围溶液中的溶剂分子发生相互作用时，其热涌动行为会发生改变。因此，MST 利用这种热涌动行为改变来测量分子间的相互作用强度和动力学参数。

（二）原理

MST 是一种表征生物分子特性的光学技术，是检测粒子在微观温度梯度场中定向运动的方法（图 6-7）。将待研究分子（大多是蛋白）用荧光染料或融合 GFP 进行标记后与配体分子按照特定的浓度梯度置于毛细管中，基于红外激光加热后蛋白的水化层、分子大小和电荷等分子性质会随着热涌动发生改变，进而引起反应体系中荧光分布的变化。当标记蛋白与其配体分子发生相互作用后，标记蛋白复合物分子量和电荷等发生改变，进而导致热涌动信号改变，从而判断两分子间是否存在直接相互作用。

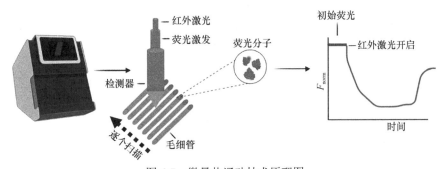

图 6-7　微量热涌动技术原理图

F_{norm}：归一化荧光强度

（三）应用范围

MST 应用范围有：①蛋白质-蛋白质相互作用及亲和力大小检测；②蛋白质与小分子化合物相互作用及靶向药物筛选；③多肽-多肽相互作用检测；④蛋白质与核酸相互作用检测；⑤核酸小分子间相互作用检测。

（四）优势与不足

1. 优势 ①检测灵敏度高，可适用于弱分子力相互作用检测；②需固定样品，且样品用量较小，微克级别蛋白质就能开展检测；③无须使用抗体，无须获得高纯度蛋白质；④能够检测复杂生物溶液体系中分子相互作用（细胞裂解物、血清、洗涤剂、脂质体等）。

2. 不足 ①需要内部荧光或荧光标记（受标记效率、特异性和荧光猝灭的影响）；②无动力学信息和浓度分析能力；③若具有相互作用的蛋白质与其他分子形成复合物或者存在竞争，则会影响检测结果；④若蛋白质存在翻译后修饰，不同体系检测的数据会有差异；⑤若待测蛋白质在实验体系中不稳定，同样会影响检测结果。

三、等温量热滴定法

（一）概念

等温量热滴定法（isothermal titration calorimetry，ITC）是一种用于研究化学反应、配位相互作用、蛋白质结合等热力学性质的实验技术。该技术通过测量样品中吸热或放热的能量变化来定量分析反应过程中的热力学参数，从而反映配体分子或蛋白质分子间的特异性相互作用。

（二）原理

两种分子结合或解离时会发生化学键的形成或断裂，因此通常伴随着一定的热效应，包括吸热或放热。ITC 是在恒定温度下，将配体溶液以小体积注射的方式逐步添加到配体靶标溶液中，并使用高灵敏度的热量计测量配体注射到配体靶标溶液中的热量变化。如果热量曲线上出现正峰，则表示配体与配体靶标之间的结合存在热量的吸收；如果曲线出现负峰，则表示结合存在热量的释放；而如果热量曲线上没有明显的峰或谷，即表示热量变化非常小，说明配体与配体靶标之间没有明显的相互作用。因此，可通过分析热量变化的曲线，计算出相互作用的结合常数、热效应及其他相关热力学参数。ITC 工作原理见图 6-8。

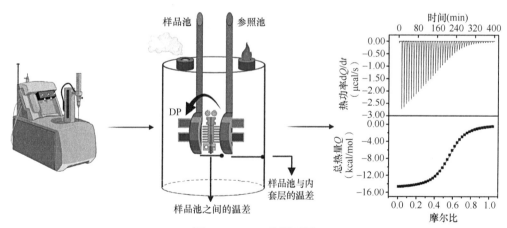

图 6-8　ITC 工作原理图

DP：differential power，差分功耗是为维持零温度差异所测得的参照池和样品池间的功率差异

（三）应用

ITC 是一种用于研究化学反应和相互作用的热力学性质的实验技术。ITC 应用广泛，可通过检测分子互作过程中热量变化研究蛋白质与配体、蛋白质与蛋白质及核酸与配体之间的结合，揭示它们的热力学参数、结合机制和亲和力。ITC 也可用于生物化学、生物学及药物研发等领域，可检测化学反应的热力学性质、聚合物的溶解热及药物与靶标结合的热量变化，为了解分子相互作用、反应机制和化学过程提供重要支持。

（四）优势与不足

1. 优势　①能够在单个实验中确定多个热力学结合参数；②对被研究体系的溶剂特性、光谱性质及电学性质等没有限制条件，具有非特异的独特优点；③样品用量较小，灵敏度和精确度高；④可测的亲和力范围大；⑤高自动化，实验时间短，且操作简单；⑥测量时不需要制成透明溶液；⑦不破坏样品结构，量热实验完毕，还可以进行后续生化分析。

2. 不足　①所需样品量大，与其他蛋白质体外相互作用检测方法相比，ITC 需要更多的蛋白质量。②需要进行荧光标记，标记效率会严重影响实验结果。③无动力学信息，如结合与解离率等。④若待测蛋白质在缓冲液体系中不稳定，会导致实验数据不准确。

第六节　总结与展望

肿瘤靶向治疗是一种基于特定分子靶点的治疗方法，相对于传统的化疗和放疗方法，其具有更高的选择性和较低的毒副作用。而肿瘤靶向治疗的成功与否主要依赖于精确地识别和干预肿瘤细胞中的关键靶点和互作因子。目前，肿瘤治疗靶点相互作用因子及活性位点鉴定的主要方法包括免疫共沉淀、酵母双杂交、GST pull down、FRET 及 MST 等技术。这些技术可有效揭示肿瘤相关蛋白质之间及蛋白质与 DNA 之间的相互作用，构建蛋白质相互作用网络图，分析并识别出关键的互作因子和调控通路。这些研究极大促进了肿瘤发生机制的研究，同时为寻找新的治疗靶点提供重要手段。此外，这些技术联合系统生物学方法，如基因表达谱、蛋白质组学、代谢组学等技术，探究肿瘤靶点调控肿瘤细胞增殖、生存、转移和耐药等生命活动的具体功能和机制，是开发新型肿瘤靶向药物的重要策略。

未来，随着人工智能和大数据等技术的不断发展，肿瘤治疗靶点互作因子及活性位点鉴定技术将不断得到改进和优化。这些技术的发展将为肿瘤靶向治疗研究提供更为准确和有效的手段，推动个体化治疗和精准医疗的实现。

第七章　肿瘤治疗靶点细胞亚定位技术

第一节　免疫荧光技术

一、概　　述

免疫荧光技术（immunofluorescence technique，IF）是孔斯（Coons）等于 1941 年首次采用荧光素标记而发明的一项重要免疫化学技术，这种以荧光物质标记抗体而进行抗原定位的技术又称荧光抗体技术（fluorescent antibody technique）。其根据抗原抗体特异性反应原理，可以检测和定位不同组织和细胞亚结构中的多种抗原。根据荧光素标记位置不同，可分为直接免疫荧光技术和间接免疫荧光技术；根据实验待测标本来源不同，可分为细胞免疫荧光技术和组织免疫荧光技术；根据组织处理方式不同，可细分为冰冻切片免疫荧光技术和石蜡切片免疫荧光技术；根据检测抗原的多寡，又可分为双重免疫荧光技术和多重免疫荧光（multiplex immunofluorescence，mIF）技术。与免疫组织化学技术相比，免疫荧光技术往往采用各种荧光显微镜技术进行成像显色检测，具有特异性强和灵敏性高的特点，目前已成为肿瘤诊断、治疗指导和生物科学研究的重要方法。

二、原　　理

免疫荧光技术根据抗原抗体特异性结合的原理，先将已知的抗原或抗体标记上荧光素制成荧光标记物，再用这种荧光抗体（或抗原）作为分子探针检测细胞或组织内的相应抗原（或抗体）。在细胞或组织中形成的抗原抗体复合物上含有荧光素，利用荧光显微镜观察标本，荧光素受激发光的照射而发出荧光，可根据观测到荧光所在细胞或组织的位置，从而确定抗原或抗体的性质、定位及相对含量（图 7-1）。

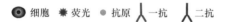

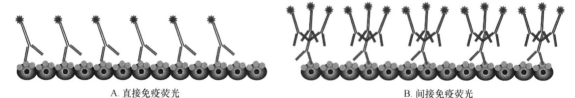

A. 直接免疫荧光　　　　　　　　　　　　B. 间接免疫荧光

图 7-1　免疫荧光技术原理示意图

三、免疫荧光技术分类

免疫荧光技术的分类方法很多，较为常见的是根据荧光素标记位置、待测对象标本处理方式及检测抗原的多寡性等，将免疫荧光染色技术分为如下几类：

（一）直接免疫荧光技术

直接免疫荧光技术是指在待测标本上直接加入荧光素标记的抗体（一抗），该荧光偶联的抗体与待测抗原发生特异性结合（图 7-1A），若待测标本中含有相应抗原，既可与荧光抗体特异性结合，因而在荧光显微镜下可观察到发光的抗原抗体复合物，从而判断待测抗原的性质及定位等信息。直接免疫荧光技术具有操作简单，特异性强的优点，但检测每种抗原均需要制备相应的特异性荧光抗体，且敏感性较低。

（二）间接免疫荧光技术

间接免疫荧光技术又称双层免疫荧光技术，是根据抗球蛋白试验原理，用荧光素标记抗球蛋白抗体的方法进行免疫荧光染色。即用未标记的第一抗体结合特异性抗原，再以荧光标记的二抗与之反应，用于检测未知抗原或抗体的技术（图7-1B）。第一步，将未荧光标记的待检抗原的抗体（一抗）加到已知抗原的标本上，待抗原抗体充分结合，洗涤去除多余未结合的抗体；第二步，加入荧光标记的抗球蛋白抗体或抗IgG、IgM抗体（二抗），若第一步可发生抗原-抗体反应，荧光标记的抗球蛋白抗体则与未标记抗体结合，从而鉴定被检测的抗原。间接免疫荧光技术由于结合在抗原和抗体复合物上的荧光素抗体较多，发出的荧光亮度强，因而其敏感性强，且只需制备一种荧光抗体就可以检测多种抗原抗体系统，而且能解决一些不易制备动物免疫血清的病原体（如麻疹等）的检测。此法的缺点是易产生非特异性荧光，影响结果判断。

（三）细胞免疫荧光技术

细胞免疫荧光技术的待测对象为体外培养的细胞，是采用荧光标记抗体对细胞内抗原分布进行原位检测的技术（图7-2A）。与组织免疫荧光技术相比，细胞免疫荧光技术具有细胞种类明确、抗原表达单一，且表达丰度高等优势，因此适用于蛋白质在亚细胞水平的定位分析，例如探究蛋白质在细胞器中的定位、蛋白质-蛋白质相互作用及蛋白质相对表达量等。细胞免疫荧光技术具有操作方便、灵敏度高、特异性好、成像质量高等特点。但也存在以下不足：①无法实现蛋白质表达精准定量检测，根据荧光强度实现定量检测误差较大。②检测灵敏度严重依赖于抗体特异性，抗体质量不高会导致假阳性。③当待测蛋白质种类较多时，会产生串色现象，影响检测准确性。

（四）组织免疫荧光技术

根据组织处理方式不同可以将组织免疫荧光技术分为冰冻切片免疫荧光技术和石蜡切片免疫荧光技术。组织免疫荧光技术的待测对象为动/植物组织，采用荧光标记抗体对组织成分进行抗原标记，进而检测组织中不同抗原的位置和相互作用，也可以评估组织中不同抗原的性质和相对表达量等（图7-2B）。由于制作过程不同，冰冻切片具有抗原保真度高、无须抗原修复和染色效果好等优点，同时存在不易长期保存、组织形态破坏等缺点。而石蜡切片可长期保存且组织形态保存完整，但存在抗原丢失严重、操作相对复杂、染色效果相对较差等缺点。

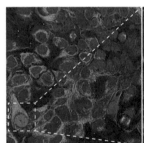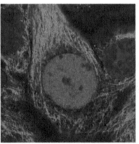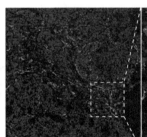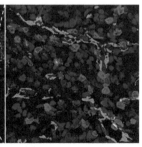

A. 细胞免疫荧光　　　　　　　　　　　B. 组织免疫荧光

图7-2　细胞免疫荧光技术及组织免疫荧光技术

（五）双重免疫荧光技术

双重免疫荧光技术是同时检测待测样本中的两种抗原，使用各自的特异性荧光抗体进行标记，进而判断两种抗原在待测样本中的定位关系及相对表达量的技术。双重免疫荧光技术可分为直接法和间接法，其中直接法指利用不同激发波长荧光物质标记的抗体，直接进行抗原抗体杂交，无须借助二抗可同时检测两种抗原信息。间接法则首先需要两种源性不同的一抗，与抗原形成复合物后，再利用不同激发波长荧光物质标记的二抗，杂交形成荧光物质、二抗、一抗和抗原复合物，同时对两种抗原进行检测。例如，利用双重免疫荧光技术检测 A 和 B 抗原，首先利用兔来源的 A 抗体和鼠来源的 B 抗体同时或分步与抗原杂交。随后，利用 Alexa Fluor 488 标记的抗兔二抗与 Alexa Fluor 594 标记的抗鼠二抗与一抗杂交。最后，可利用荧光显微镜分别在 488nm 和 594nm 激发光下检测抗原 A 和抗原 B 的分布和表达量。双重免疫荧光技术发展时间长且技术成熟，具有操作简单、抗体荧光间干扰小、抗原定位的关系清晰等优点，但同时存在检测抗原种类少、抗体源性限制等缺点。

（六）多重免疫荧光技术

随着生物技术的发展，传统的双重免疫荧光技术难以满足对多种抗原进行检测的要求。多重免疫荧光（mIF）技术是一种可在同一样本中同时检测 2 种以上抗原的免疫荧光技术（图 7-3A）。其可对多种抗原在细胞和组织进行定量和定位分析，由此全面研究细胞组成、细胞功能和细胞与细胞相互作用，进而对抗原的空间分布、相互作用及相对表达进行复杂分析。多重免疫荧光技术主要依赖于酪酰胺信号放大（tyramide signal amplification，TSA）技术（图 7-3B）。TSA 是一种基于辣根过氧化酶（HRP）的催化活性对靶蛋白进行高密度原位标记的酶学检测方法。原理为酪酰胺的过氧化物酶反应（已标记荧光的酪胺在 HRP 催化下与 H_2O_2 反应形成共价键结合位点）产生的大量酶促产物与目标蛋白的酪氨酸残基共价结合，从而使目标蛋白标记上特异的荧光或生物素。mIF 技术能够同时检测多个靶点，能高效地提供细胞和组织结构中不同抗原靶标的丰富信息，评估免疫细胞分型及其空间分布，如 T 细胞、树突状细胞、髓系 B 细胞等在肿瘤组织中的分布。mIF 技术在免疫治疗领域评估肿瘤免疫微环境方面得到越来越多的肯定，对临床治疗、转化医学和精准医疗评估不同生物标志物具有较高的准确性，被认为是下一代病理学技术。

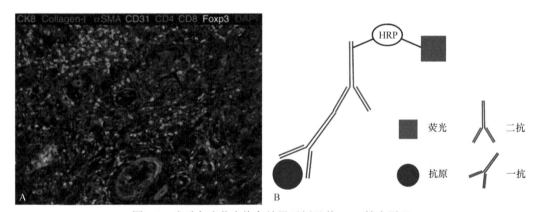

图 7-3　多重免疫荧光染色结果示例及其 TSA 技术原理

四、实　验　方　法

以石蜡切片免疫荧光技术为例。

（一）组织切片脱蜡及水化

将提前制备好的石蜡切片 60℃烤片 2h，随后用不同浓度的二甲苯脱蜡 3 次，每次 5min。依次利用 100%、95%、80% 和 70% 乙醇水化 2min，最后置于蒸馏水中 5min。

（二）抗原修复

柠檬酸盐抗原修复法：将切片放入 100ml 浓度为 10mmol/L 柠檬酸钠缓冲液（pH 6.0）中煮沸10min，室温下冷却至常温。

（三）免疫荧光染色

免疫荧光染色流程（图 7-4）如下：

1. 透膜　将抗原修复后的切片 PBS 清洗 3 次，每次 5min。去除 PBS 后，加入 0.5% Triton X-100，室温透膜 10min。

2. 抗原封闭　将透膜处理后的切片 PBS 清洗 3 次，每次 5min，滴加免疫染色封闭液（5% 山羊血清）室温下封闭 1h。

3. 一抗孵育　利用 PBS 按照合适浓度稀释配制一抗，滴加于组织并 4℃ 孵育过夜（若一抗为荧光物质偶联特异性抗体，直接进行封片）。

4. 二抗孵育　弃一抗并用 PBS 清洗 3 次，每次 5min，然后滴加 PBS 稀释后的荧光素偶联二抗，室温孵育 30min。

5. 封片　PBS 清洗 3 次，每次 5min，使用双蒸水清洗 2min，最后滴加抗荧光猝灭封片液进行封片，置于 4℃ 避光保存并采用荧光显微镜等设备采集图像。

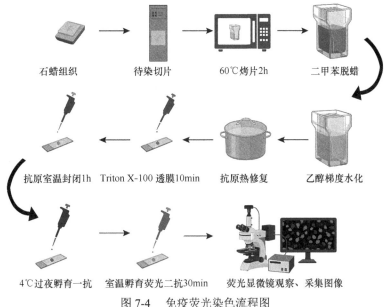

图 7-4　免疫荧光染色流程图

五、主 要 应 用

免疫荧光技术具有对细胞、组织和血清等样本中蛋白质进行定位和定量的功能，可广泛应用于生命科学和医学研究及临床疾病诊断等领域。

（一）诊断疾病

免疫荧光技术通过对疾病的特定标志物检测可应用于疾病的诊断。在肿瘤标志物检测、肿瘤分型、病原菌和病毒检测、风湿免疫病的检测和食品卫生检测等方面具有重要的辅助诊断作用，如根据荧光原位杂交评估乳腺癌 HER-2 的表达，根据血液中类风湿因子的滴度评估类风湿关节炎的程度，根据沙门菌抗体的表达评估食品卫生安全等。

（二）检测亚细胞结构和细胞器

细胞是生命的基本执行单元，细胞由多个细胞器或者细胞区域组成，如细胞膜、细胞质、细胞核、线粒体、高尔基体、叶绿体、内质网等，这些细胞器被称为"亚细胞"。细胞内各细胞器大多拥有特定标志物，借助免疫荧光技术的高特异性和高灵敏度等优势，通过检测细胞器的特定标志物可检测细胞器的形态、位置关系和数量等。例如检测线粒体形态和膜电位、内质网的分布和数量、细胞染色体形态和数量、自噬小体和凋亡小体、细胞骨架排列、细胞膜的结构等。

（三）分析蛋白质亚定位、相互作用及表达量

蛋白质在细胞器中的定位、相互作用及表达信息是研究某蛋白质功能的重要步骤，利用免疫荧光技术的高特异性和高分辨率特性，可通过待研究蛋白与细胞器标志物的共定位，探究蛋白质在细胞器内部的定位和多个蛋白质之间的相互作用，为探究蛋白质的功能及其在疾病发生中的作用提供重要依据。此外，还可以根据免疫荧光染色的荧光强度，相对定量地检测蛋白质的表达量，进而为蛋白质研究提供位置和表达量变化信息，对于探究生理过程及疾病发生具有重要意义。

（四）研究特殊生物学过程

免疫荧光还在特定细胞生物学过程研究中发挥重要作用，例如细胞有丝分裂、细胞凋亡、自噬、衰老、运动和分化等过程。利用免疫荧光技术检测细胞特定标志物，可成像检测细胞处于细胞周期的哪个阶段，细胞凋亡小体形成及数量、自噬小体的分布、细胞运动过程中细胞骨架的排列等，为生命科学和医学研究提供重要检测手段。

六、优势与不足

免疫荧光技术具有高特异性、高灵敏度、检测速度快等优点，但同时也存在非特异性染色、技术要求高、不能动态实时监测等缺点。根据抗原抗体的特异性结合，可以特异性标记出所检测的抗原，通过荧光放大技术能灵敏地检测出表达量较低的抗原。非特异性染色是免疫荧光技术最大的缺点，以组织免疫荧光染色为甚，且其机制较为复杂。消除荧光抗体非特异性染色的方法有很多，例如通过开发纯度更高的荧光素，透析法去除未与抗原结合的荧光素，去除标本中的坏死组织等方法可有效减少非特异性染色。

第二节　免疫电镜术

一、概　　述

免疫电镜术（immunoelectron microscopy，IEM）是将免疫组织化学技术（immunohistochemistry technique）与电子显微镜术相结合，用以检测组织或细胞内抗原亚细胞定位的技术。该方法为准确定位各种抗原在亚细胞层面的位置及研究细胞结构与功能等提供了有效手段。透射电镜结构和工作原理图见图7-5。

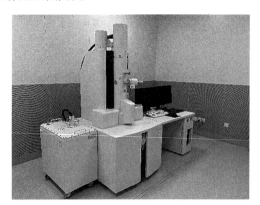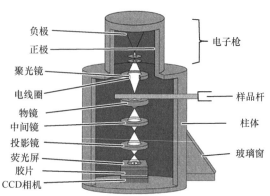

图 7-5　透射电镜结构和工作原理图
CCD：电荷耦合器件

二、技 术 原 理

免疫电镜术是利用抗原抗体特异性结合的原理，在超微结构水平对抗原进行定位、定性和半定量的技术方法。主要经历了铁蛋白标记技术、酶标记技术及免疫胶体金技术三个主要发展阶段。铁蛋白标记技术是利用铁蛋白标记抗体，保留抗体的免疫活性并具有高电子密度，其与抗原结合后可在电镜下观测。酶标记技术是将酶（主要是过氧化物酶）与抗体相交联，抗原-抗体反应后，加底物显示酶的活性部位，酶反应产物经四氧化锇（OsO_4）处理变为具有一定电子密度的锇黑，可在电镜下观察。免疫胶体金技术是目前应用最广的免疫电镜技术。该技术是将胶体金作为抗体标记物，用于细胞表面和细胞内部多种抗原的精确定位。

三、操 作 步 骤

免疫电镜技术的操作步骤大体与免疫组织化学技术类似，主要分为包埋前染色和包埋后染色，由于包埋前染色对细胞膜的穿透性差，一般只用于细胞表面的抗原标记，如需穿透细胞膜，则需辅以冻融法或加入 Triton X-100、皂素等活性剂，后者会加重细胞超微结构的破坏。因此，目前较普遍采用包埋后染色，现以免疫胶体金技术为例介绍主要操作步骤：

（一）切片的制作

动物组织取下后立即投入免疫电镜固定液内室温固定 2h，再转移至 4℃保存，4℃冰袋运输。样品固定后应尽快安排做后续包埋和免疫标记实验，减少抗原丢失的可能性。取材时一定注意避免镊子挤压等机械损伤，刀片要锋利避免挫伤组织。

（二）固定

固定剂常会对抗原的活性产生不同程度影响，为了保存细胞的超微结构和抗原的活性，应通过预试验，确定固定剂的种类、浓度、温度、pH 及固定时间和方式，可用已知效价的抗原进行试验，选择合适的固定方法。

1. 灌注固定　此固定方法效果最好，能使超微结构得到很好的保存。以大鼠为例，麻醉后用注射针头经左心室向主动脉灌注固定液，静脉压为 120mmHg 在 15min 内每 200g 体重灌注 150ml 固定液。

2. 浸没固定　将手术或灌注后切成的标本块浸没在固定液中固定，浸没固定时间常为 2～5h，游离细胞固定 0.5～1h。

（三）包埋与免疫标记

1. 包埋剂类型　环氧树脂包埋剂和低温包埋剂。

2. 包埋前免疫标记　即对已固定的样品先进行免疫标记，然后进行包埋、超薄切片并观察结果，一般选用环氧树脂包埋剂。环氧树脂本质是疏水性的，在包埋前样品必须先进行完全脱水，然后在温箱中进行热聚合。热聚合会使大多数抗原变性，因此该包埋剂不适用于包埋后免疫标记。

3. 包埋后免疫标记　指组织标本经固定及树脂包埋，制作成超薄切片后再进行免疫化学标记的方法，此方法多用低温包埋剂，如 Lowicryl 系列包埋剂、LR White 包埋剂和 LRGod 包埋剂。这三种包埋剂均能在低温下（-80～-35℃）用波长 315～360nm 的紫外光进行聚合，避免了高温对抗原性的负面影响，提高了阳性标记率，而且对胶体金的非特异性吸附少，对温度敏感的抗原应选择使用低温包埋剂。

四、主要应用和优势

免疫电镜近年来被成功应用于生命科学和医学的各个领域，并取得了长足的进展。在肾病、肿瘤、神经病变、肺部炎症等疾病及病毒检测中，免疫电镜术为从微观结构中解决疾病问题提供了帮助。免疫胶体金技术也日渐完善，成为医学研究和疾病诊断的重要辅助技术。

免疫胶体金技术具有如下优点：①胶体金能稳定并迅速地吸附蛋白质，而且蛋白质的生物活性不发生明显改变，可制备抗体-胶体金、蛋白-胶体金、卵白素-胶体金、植物凝集素-胶体金等用于免疫电镜。②在电镜下金颗粒电子密度高、圆形且界线清晰，易于辨认，定位比酶反应物更精确。③胶体金标记物易于制备，并可以根据需要制备大小不同（1～150nm）的胶体金，因此可进行免疫电镜的双重或多重标记。④金颗粒能发射强烈的二次电子，是扫描电镜的理想标记物。⑤胶体金经过银显影增强后，金颗粒外周吸附大量银颗粒而呈现黑色或黑褐色，因此也能用于光学显微镜观察。

第三节　活细胞成像技术

一、概　　述

活细胞成像技术是一种可对活体细胞进行实时成像和检测的技术，可以动态形式观测生命活动、药物作用、疾病变化等生物学和医学行为的技术。这项技术要求成像设备具有高清晰度、高时间分辨率和非损伤性等特点。

活细胞成像技术的诞生离不开科学家们对成像技术、分子生物学技术和荧光标记技术的探索。最初，生物学家利用荧光染料来标记细胞，但是荧光染料对细胞有一定的毒性和损伤性。20 世纪 80 年代初，新兴的蛋白质工程和基因工程技术的发展为成像技术提供了新思路，即用表达融合荧光蛋白的技术来标记细胞或分子。与化学荧光分子相比，该技术标记的分子具有荧光稳定和毒性更低等优势，以此为基础涌现出了大量活细胞成像相关技术。如用绿色荧光蛋白（green fluorescent protein，GFP）融合靶蛋白，基于荧光显微镜的成像设备，即可实现对该蛋白的实时监测。

二、原　　理

活细胞成像技术是一种用来观察活细胞内部结构和功能的技术，其基本原理是使用特殊的光学显微镜和显微镜附件来照射和捕捉活细胞内部的光信号，实现对细胞和细胞内特定分子的成像。常见的活细胞成像设备包括荧光共聚焦显微镜（confocal microscope）、双光子激光扫描显微镜、全内反射荧光显微镜（total internal reflection fluorescence microscope）等。利用特定染料或荧光素分子 [如 GFP、红色荧光蛋白（RFP）等] 标记活细胞后，通过特定波长激发光照射，使得荧光标记分子发光，进而使用显微镜等进行捕捉成像，实时观察活细胞内部结构和功能的变化。

三、操作步骤

1. 细胞培养　目标细胞需要在体外培养，以便进行后续的实验操作，培养条件需要根据目标细胞的特性进行优化。

2. 标记　将目标分子或细胞利用基因工程构建荧光融合蛋白或直接利用荧光染料进行标记。

3. 准备基质　准备适合细胞生长和图像采集的基质，不同类型的细胞需要使用不同的基质，以保证细胞的健康和可观察性，常见的基质包括载玻片、培养皿和小室。

4. 成像　使用显微镜和相应的成像软件，观察并记录细胞内的荧光信号。常见的成像技术包括荧光共聚焦显微镜、双光子激光扫描显微镜等。

5. 数据分析　对图像进行分析，提取所需的信息和数据。常见的数据分析方法包括图像剪切、3D 重建、轮廓分析和荧光亮度计算等（图 7-6）。

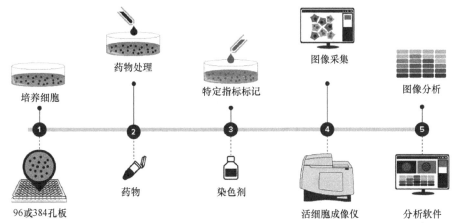

图 7-6　活细胞成像技术原理图

四、主要成像设备/系统

1. 荧光共聚焦显微镜　该设备通过使用激光束照射样品，将样品中的荧光能量捕获并转换成图像。荧光共聚焦显微镜具有较小的点扫描面积和高的空间分辨率，可提高成像质量。

2. 双光子激光扫描显微镜　该设备使用两个能量较小的光子同时激发样品，以此来减小影响细胞生存的伤害。双光子激光扫描显微镜的成像深度比荧光共聚焦显微镜更好。

3. 全内反射荧光显微镜　该设备使用全内反射原理只照亮距离玻璃表面极浅的区域，能够清晰地观察细胞表面与培养基之间的交互作用。

4. 超分辨荧光显微镜　该设备通过使用高分辨率成像技术，可以拍摄到单个荧光分子，并利用数学分析技术将这些单个荧光分子重新组合成形状更准确的图像。

5. 实时细胞成像系统　该设备能够对细胞进行长时间跟踪，收集大量数据进行大规模分析。它可以通过时间轴模式可视化图像，对数百万个单个细胞进行统计分析。

6. 高内涵细胞成像系统　是一种通过显微成像对细胞内待测指标进行荧光标记，然后通过采集、分析图像中的信息解析细胞内生物信息活动的技术。强大的成像系统和软件分析系统使其成为细胞研究的有力工具。高内涵细胞成像系统能够通过显微成像系统获取高质量的细胞形态结构信息，提供直观的细胞上皮间质转化的形态学信息，依靠其软件分析能力自动识别、并定性定量分析不同细胞特征（图 7-7）。

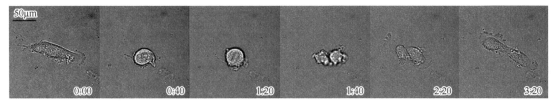

图 7-7　胃癌细胞 SNU-216 活细胞成像图

五、主要应用

1. 研究细胞器运动　活细胞成像技术可以实时观察细胞器的动态运动过程，揭示细胞内分子交通和信号传递等重要的生物学过程。通过活细胞成像技术，可以观察不同细胞器在各自的位置和方向上沿着细胞质骨架以不同的速度运动。例如，线粒体、内质网和高尔基体等细胞器经常出现的驻留和移动现象，这些细胞器的成像对于揭示细胞生理现象和疾病发生具有重要作用。

2. 观察酶动态变化　通过活细胞成像技术可以实时观察酶的定位、活性和调控等过程。例如，可以通过荧光标记某些酶，观察酶在活细胞中的分布和转移，并通过荧光强度的变化等来探究酶活性的调控和机制。

3. 研究胚胎发育 细胞成像技术可以记录连接胚胎组织中的细胞并显示它们的增殖、分化和死亡过程，可以揭示细胞间的信号交互、变形和运动，进而帮助研究人员更好地理解胚胎发育中的动态过程。

第四节 总结与展望

蛋白质细胞亚定位检测是研究肿瘤治疗新靶点、探究肿瘤发生新机制和开发肿瘤治疗新方法的重要步骤。细胞亚定位的研究方法主要包括免疫荧光技术、免疫电镜技术和活细胞成像技术等生物技术手段。免疫荧光技术根据抗原抗体特异性结合的原理，对抗原定位具有高特异性、高灵敏度和检测速度快等优点。免疫电镜技术将抗原-抗体反应的特异性和电子显微镜的高分辨率相结合，在抗原定位分析方面具有高精确度和高灵敏性等优点。而活细胞成像技术根据对活体细胞进行抗原荧光标记，可进行实时的成像和定位，以动态观察细胞生命活动，该技术具有高清晰度、高时间分辨率和非损伤性等特点。细胞亚定位的研究广泛应用于多个领域，如疾病诊断、药物研发和基因编辑等。这些技术的发展为肿瘤治疗靶点的筛选、亚细胞定位、靶点的生理及病理功能及其靶点药物的研究提供了可靠的手段。然而这些技术本身都存在一定的缺陷，如免疫荧光技术的非特异性背景染色及定量不准确，免疫电镜技术的细胞清晰度差及抗原丢失，活细胞成像技术的标记丢失等问题，都导致暂时无法提供完全准确及真实的细胞成像结果。

随着技术的革新，时间分辨荧光免疫测定、荧光偏振免疫分析、多重免疫荧光和双光子超高分辨率显微镜等技术发展，为免疫荧光技术的非特异性染色干扰和定量问题的解决提供了方案。高灵敏度制冷 CCD 相机及高内涵显微镜的发展，为解决活细胞成像过程细胞损伤问题提供了条件。新设备的发明，如超分辨显微成像（super-resolution microscopy imaging）结合光学显微成像的无损性质和避免衍射极限对成像分辨率限制的特点，可实现免疫电镜技术对细胞中纳米级结构的超分辨成像。随着科学技术的进步，肿瘤治疗靶点的亚细胞定位技术定会逐渐成熟及完善，为靶点的定位、定量、定性研究提供更为有效的技术支持。

第八章　肿瘤治疗靶点组学筛选技术

第一节　转录组学技术

一、概　　述

肿瘤治疗靶点是临床医学一个重要研究领域，转录组学在该领域应用广泛。转录组学通过高通量测序技术对肿瘤组织进行全基因组基因表达水平的定量分析，可以揭示基因组中所有基因表达情况，包括信使 RNA（mRNA）、非编码 RNA（ncRNA）和微 RNA（miRNA）等。

二、原理与基本流程

转录组学是通过 RNA 测序技术对细胞或组织中所有 mRNA 进行测序的研究领域，旨在获取基因的表达量和转录物的结构信息，以深入了解基因的表达模式和功能。该技术的操作包括以下步骤：①RNA 提取和纯化；②RNA 测序；③数据处理和分析；④结果解释。

三、转录组学的主要应用

（一）肿瘤分子分型

转录组学是肿瘤分子分型的重要工具。通过分析肿瘤细胞中基因的表达模式和基因突变情况，获得基因的表达量和转录物的结构信息，鉴定出肿瘤的特异性标志物。还可以鉴定出肿瘤的分子类型和基因表达模式与肿瘤进展和预后之间的关系，有助于提前预测肿瘤的进展和预后。

（二）个性化治疗

转录组学为患者提供个性化治疗方案主要体现在：①通过对患者肿瘤样本的转录组分析，确定具有差异表达的基因和通路，找到潜在的分子标记或治疗靶点。②利用全球公开的肿瘤数据库比对患者基因组信息，选择最适合的个性化治疗方案，提高治疗效果，降低副作用。③鉴定肿瘤的特异性标志物、预测肿瘤对治疗的敏感性、选择最适合的药物组合、监测治疗后的基因表达模式和突变情况、评估治疗效果和可能的耐药性、预测肿瘤对特定药物的毒副作用等，确保治疗安全性。

（三）疗效预测

转录组学可以预测患者治疗效果。通过鉴定与治疗反应相关的基因或通路，预测患者对不同治疗方法的反应情况，预测肿瘤的生长和扩散的能力，帮助临床医生预先做出治疗方案调整或选择恰当的治疗方法，提高治疗效果。

（四）耐药性研究

肿瘤耐药性是指肿瘤细胞对化疗药物的抗药性，导致治疗效果降低或失效。转录组学通过研究肿瘤细胞系和临床样本的转录组数据，深入了解肿瘤对治疗的反应机制，为开发更有效的治疗方法提供基础。在肿瘤耐药性研究中，转录组学的主要作用包括：①鉴定与肿瘤耐药相关的基因；②预测肿瘤对特定化疗药物的敏感性和耐药性；③揭示肿瘤耐药的分子机制；④发现新的治疗靶点。

（五）肿瘤诊断

转录组学可以检测肿瘤生长与未分化通路的差异，判断细胞的起源和代谢特性，从而辅助医生确定肿瘤的良恶性，而某些组织特异性和肿瘤特异性的转录物可以将恶性肿瘤与良性肿瘤区别开，提高诊断准确度。总之，转录组学为肿瘤的治疗、诊断、个体化治疗提供了宝贵的工具和方法。随着转录组学技术的不断发展，相信在未来肿瘤治疗领域，转录组学会发挥更加重要的作用。

四、优势与不足

转录组学在肿瘤治疗中具备以下优势：①个性化治疗：通过解析肿瘤的分子特征，实现根据患者基因组信息选择最适合治疗方案的个性化治疗。②靶向治疗：通过鉴定肿瘤的特异性标志物，促进靶向治疗药物的开发，提升治疗效果。③早期诊断：检测肿瘤早期转录变化，助力早期诊断和治疗，提高治疗成功率。

然而，转录组学在肿瘤治疗中也存在一些挑战：①数据分析复杂：需要处理大量 RNA 测序数据，依赖高水平生物信息学技术支持。②样本获取难度大：对肿瘤组织样本需求较高，但获取困难，限制了应用范围。③技术成本高昂：需要昂贵的高通量测序设备和大量试剂，成本较高，限制了在临床中的应用。

尽管转录组学在肿瘤治疗中有着广泛的应用前景，但也需要克服技术和样本等方面的限制。

第二节　蛋白质组学技术

一、概　　述

蛋白质是生物体所有生命活动的主要执行者和参与者。蛋白质组学研究生物体中蛋白质的组成和变化规律，包括蛋白表达水平、翻译后修饰、亚细胞定位、迁移、蛋白质之间的相互作用等，从蛋白质水平阐明疾病发生发展、细胞代谢等病理生理过程。

在肿瘤治疗靶点的筛选中，蛋白质组学发挥着关键作用。通过比较健康人群与肿瘤患者之间蛋白质种类、表达及修饰（如磷酸化）的差异，筛选出与疾病诊断和治疗相关的标志物或潜在治疗靶点，这有助于深入了解肿瘤发生的分子机制，从而推动蛋白质组学在肿瘤治疗研究中的发展与应用。

二、原理与基本流程

蛋白质组学研究是由多个步骤组合而成的复杂过程，包括蛋白样本制备、分离、定量及鉴定等内容。目前，围绕蛋白质组学开展的研究技术主要包括双向电泳技术、表面增强激光解吸电离（surface enhanced laser desorption，SELD）技术、质谱定量技术、蛋白修饰检测与定量技术、蛋白质阵列和基于磁珠富集的液体芯片技术。

（一）双向电泳技术

双向电泳技术是一种经典的蛋白质组学技术，可在一块凝胶上对蛋白质进行定量检测。该技术首先根据蛋白质的等电点进行一维电泳分离，然后将蛋白质转移到 SDS-聚丙烯酰胺双向凝胶中根据相对分子质量进行分离。双向荧光差异凝胶电泳（two dimensional fluorescence difference gel electrophoresis，2D-DIGE）技术是一种利用三色荧光染料对不同生物样本进行标记的技术。通过凝胶电泳对实验组和对照组的蛋白质进行分离，分别单独成像，通过质谱分析差异蛋白质。

（二）表面增强激光解吸电离技术

表面增强激光解吸电离技术最初由赫琴斯（Hutchens）提出，该技术利用有很强亲和力和蛋白质捕获能力的探针，可用来直接分离蛋白质样品。相比于常用的液相色谱-质谱法（liquid chromatography-mass spectroscopy，LC-MS）和双向凝胶电泳-质谱联用（two-dimensional gel electrophoresis-mass spectroscopy，2-DE-MS）技术，表面增强激光解吸电离技术具有多功能、高特异性、方便快捷等优势。

（三）质谱定量技术

质谱定量技术是非标记蛋白质组学的常用技术，该技术的优势在于不需要对样本进行复杂标记或处理，即可实现对多样本进行蛋白质定量及显著性差异分析。实验流程包括蛋白质的提取、定量、酶解、SDS-PAGE、LC-MS/MS分析、数据库的查询、质量控制、肽段及蛋白质的鉴定和筛选、蛋白质定量分析和差异表达蛋白筛选。对筛选出的差异表达蛋白进行GO功能富集注释或KEGG代谢通路富集注释，从而确定受到显著影响的代谢和信号转导途径（图8-1）。

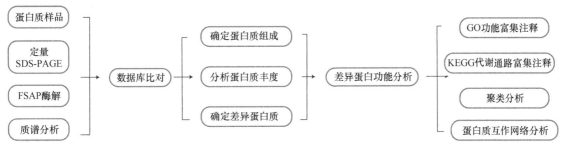

图8-1　蛋白质组学操作流程

（四）蛋白修饰检测与定量技术

蛋白翻译后修饰包括磷酸化、糖基化、乙酰化、泛素化、甲基化等。蛋白修饰检测与定量技术主要用于分析生物样本中蛋白的修饰状态，并研究不同生理/病理状态下的蛋白修饰的差异变化，进而获取蛋白功能信息。实验流程主要包括：蛋白质提取、蛋白质酶解、修饰蛋白质/肽段富集、质谱检测、修饰位点定量分析。

（五）蛋白质阵列

蛋白质阵列是基于诱饵捕获蛋白质的信号检测技术，用于研究蛋白质分子间（蛋白质-蛋白质、蛋白质-配体）的相互作用、激酶活性和蛋白质的翻译后修饰。该技术通过固定抗原、肽、核苷酸、复杂蛋白质溶液或抗体来捕获和量化特定的抗体或蛋白质，其低样本量和低抗体浓度要求、高通量和定量方面的特征使其在癌症研究中获得广泛应用。蛋白质阵列有多种应用和形式，如抗体微阵列、蛋白质微阵列和组织微阵列，其固定和检测策略依赖于诱饵和捕获分子。

（六）基于磁珠富集的液体芯片技术

基于磁珠富集的液体芯片技术利用不同功能的磁珠，可对复杂生物样品中的蛋白质进行分离。该技术中的磁珠与样品之间的总表面接触面积大，从而使磁珠和样品能够充分混合。此外，该技术还具备自动化处理和定量等优点，便于纯化蛋白质，从而具备高灵敏度和高重复性的特点。

三、技术应用和展望

肿瘤在全球范围内具有很高的发病率和死亡率，这与其复杂性和异质性，以及缺乏早期诊断的肿瘤标志物密切相关。癌症的蛋白质组学研究旨在识别和发现驱动恶性肿瘤转化的相关蛋白，挖掘癌症诊断和预后预测的肿瘤标志物，探寻新的药物靶点进而提高肿瘤治疗效果，并最终开发个性化药物。

（一）肿瘤标志物检测

目前，利用 SELD 和抗体芯片结合质谱的技术可以研究胃癌患者血清和组织中的迁移抑制因子的表达水平，该技术能特异性分析胃癌患者的血清图谱。基于 SELD 的蛋白质图谱已成功应用于不同样本（血清、血浆和组织活检）的检测，这将有助于鉴定胃癌和胃癌相关的肿瘤标志物。

此外，2D-DIGE 技术已成功用于从胃癌组织、细胞及胃液中检出肿瘤标志物，该技术为鉴定肿瘤标志物作出了重要贡献。因此，2D-DIGE 技术有望在肿瘤标志物的鉴定和开发方面取得重大进展，进而促进精准医疗。

（二）肿瘤治疗靶点鉴定

蛋白质微阵列主要包括正相阵列和反相阵列。正相阵列的芯片上排列着多种抗体，通过细胞裂解物进行蛋白质定量检测，具有多重功能、高重复性和高灵敏度的特征，常用于临床和非临床环境中的图谱分析、生物标志物发现和筛查。除了发现癌症靶点和肿瘤标志物外，抗体阵列还可用于检测蛋白质序列、分析酶活性、表征信号通路、识别蛋白质的结合化合物，从而可以更加精准地预测肿瘤治疗靶标，有助于进一步设计合理的肿瘤治疗方案。与此同时，LC-MS 可与多种蛋白质分离技术相结合，用于鉴定与癌症相关的差异蛋白。

（三）癌症的早期诊断与预后分析

目前，液体芯片技术已用于胰腺癌和肝癌等恶性肿瘤相关血清蛋白标志物的筛选。利用磁珠纯化和基质辅助激光解吸/电离飞行时间质谱技术在胃癌患者样本中筛选潜在的肿瘤标志物，有助于提升胃癌患者的早期诊断率。此外，表面增强激光解吸电离技术也广泛应用于包括胃癌、结直肠癌和卵巢癌等肿瘤的诊断研究。这些研究技术推动了蛋白质组学在肿瘤诊断与治疗中的应用，对肿瘤患者产生积极影响。

四、优势与不足

近年来，多种蛋白质组学分析技术兴起，成为识别肿瘤特异性标志物的新工具，显著提高了肿瘤的早期诊断率和监测效率。通过比较肿瘤组织与对照组织的蛋白质组差异，蛋白质组学可以检测出癌症蛋白质组图谱中的差异表达蛋白，发现肿瘤发生发展的关键因子。此外，蛋白质组学还可用于鉴定新的药物靶点，理解全新的耐药机制，为不同类型癌症的新疗法提供新思路，推动肿瘤治疗的创新。

尽管蛋白质组学已用于检测与疾病相关的差异表达蛋白及翻译后修饰，但当前技术仍受到限制，阻碍了其在实验室诊断和临床中的应用。首先，蛋白质组学依赖现有研究数据库，导致部分结果存在偏差，无法提供实时参考。其次，高成本限制了蛋白质组学技术在临床中的广泛应用，未来需要开发更经济高效的新技术，以提供更好的肿瘤治疗机会。

第三节　代谢组学技术

一、概　　述

代谢组学（metabonomics）是系统生物学的重要组成部分。代谢组学通过对生物体中因基因修饰或病理刺激所产生的复杂代谢产物进行定性和定量检测。通过鉴定和识别这些差异代谢化合物，可以阐明基因、蛋白质和代谢产物之间复杂的相互作用。帮助我们全面系统地描述和解释生物体的功能。

二、代谢组学研究的基本流程

代谢组学分析主要包括样品制备、数据收集与处理、数据分析三个步骤（图8-2）。

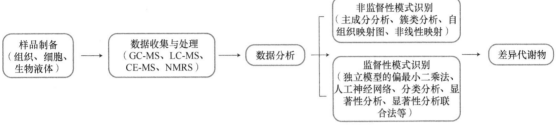

图 8-2　代谢组学操作流程

GC-MS，气相色谱-质谱联用；LC-MS，液相色谱-质谱法；CE-MS，毛细管电泳-质谱联用；NMRS，核磁共振波谱法

（一）样品制备

代谢组学分析的样品主要包括组织、细胞、血清、血浆、尿液、胆汁等体液。其中因血清和尿液富含代谢产物且其获取方式简便，是最为常见的代谢组学分析样品来源。制备待测样品应遵循以下基本原则：①待测样品的各代谢组分应保持基本稳定；②提取时步骤尽量简便且连贯，减少操作误差；③选择合适的对照；④在适宜温度储存样品，且减少环境等因素造成的待测样品污染。

（二）数据收集与处理

代谢组学研究采用的分析方法包括 NMRS、色谱法、MS、质谱色谱联用技术、紫外吸收光谱技术、荧光散射及发射性检测和库仑分析等。其中 MS 和 NMR 是最主要的检测手段。质谱色谱联用技术包括 LC-MS、GC-MS、CE-MS、超高效液相色谱/飞行时间质谱（UPLC-TOF/MS）。代谢组学技术代谢产物检测的技术方法的优势与不足见表 8-1。

表 8-1　代谢组学技术代谢产物检测的技术方法的优势与不足

方法	优势	不足
NMRS	检测范围广，对样品的前期处理要求简单，能保持样品的结构和性质，化学位移相对稳定，有良好的客观性和重现性	灵敏度、分辨率较低，可能出现高丰度的代谢物掩盖低丰度的代谢物的情况
MS	高选择性、高灵敏度	样品制备的过程繁杂，检测过程可能会损耗部分代谢物，常与其他多种色谱技术联用
LC-MS	高敏感性且其敏感性不受温度影响，适合热不稳定、不易挥发的物质的检测	不同样品其制备方法不同，且其制备过程受不同程度蛋白质和（或）盐类的影响
GC-MS	分辨率和检测灵敏度高，通过标准图谱数据库可定性分析代谢组分	需对样品进行衍生化预处理，耗时且易使样品变化
UPLC-TOF/MS	超高分离度和超高灵敏度，可用于分析微量的多元代谢物	样品处理复杂，样品的轻度污染对数据分析影响较大

（三）代谢组学数据分析

模式识别技术是代谢组学数据分析中的关键环节，包括非监督性模式识别和监督性模式识别。

非监督性模式识别首先利用原始图谱信息将样本归类,然后比对归类信息和原始信息,建立二者之间的联系,鉴定相关标志物,并进行可视化展示,确定其代谢途径,包括主成分分析、簇类分析、自组织映射图和非线性映射等方法。监督性模式识别首先依据已有代谢产物的类别建立数据模型,然后预测待测样品的代谢产物类别,包括独立模型的偏最小二乘法、人工神经网络、分类分析、显著性分析及显著性分析联合法等。

三、代谢组学技术在肿瘤中的应用

代谢重编程会影响 DNA 复制过程中脱氧核苷三磷酸(dNTP)库的稳态,进而影响染色质动力学和引导肿瘤发生的表观遗传学变化。因此,代谢紊乱是 DNA 复制压力、肿瘤发生发展的关键事件,是肿瘤的重要表征。代谢组学技术可用于分析在特定生理条件下生物体或细胞的所有代谢产物,筛选出差异代谢物,以阐明某一代谢通路的动态变化,广泛应用于肿瘤标志物的鉴定、动态监测和临床治疗研究。

(一)肿瘤标志物的鉴定

遗传学和表观遗传学的变化导致代谢表型变化,引发肿瘤细胞代谢异常中间产物和终产物,可能成为肿瘤发展的标志物。代谢组学技术可以从机体的动态代谢途径中发现肿瘤特异性的代谢产物,已广泛用于筛选血液系统肿瘤及多种实体肿瘤的肿瘤标志物。

(二)肿瘤的靶向治疗

代谢物水平的变化反映了肿瘤细胞中代谢酶的活性,代谢组学分析有助于探究肿瘤细胞中 DNA、RNA 和蛋白质水平的改变以及细胞功能的变化。诱导肿瘤细胞生存增殖的致癌代谢产物 D-2-羟基戊二酸(D-2-HG)在异柠檬酸脱氢酶(IDH)体细胞突变型肿瘤的血浆、组织和细胞中表达明显升高,预示着 D-2-HG 可能通过改变染色质修饰酶的活性加速癌症的进展,靶向突变型 IDH 下调 D-2-HG 的药物正在进行临床试验。

四、优势与不足

代谢组学可以准确反映生物体的表型或生理状态,利用生物代谢产物信息的研究较完整地展现出基因的活动状态,从系统生物学的角度解释复杂的代谢产物与肿瘤的相关性,从而系统地研究生命现象及其本质。基于代谢组学研究肿瘤的发病机制、治疗和诊断靶点是目前的研究热点。

代谢物种类繁多、化学性质复杂是代谢组学的挑战,血浆中的代谢物组成受多种因素影响。样品间差异性、仪器误差等挑战着代谢组学分析,建设与肿瘤代谢相关的数据库势在必行。标准化方案的制定将促进代谢组学与其他临床诊断方式的融合,增强其在医学研究中的重要性。

第四节 单细胞测序技术

一、概　　述

单细胞测序是一种新兴的高通量基因测序技术,用于对单个细胞的基因组、转录组或表观组进行测序分析。相较于传统测序技术,单细胞测序能够更准确地反映细胞的异质性。有助于深入理解细胞发育、疾病发生和治疗等方面的问题,可为分析不同细胞及其亚群之间的异质性和个体细胞发展的动态过程提供有效手段。

二、单细胞测序技术的基本流程

1. 单细胞测序的方法　主要包括:①微滴式单细胞测序技术;②单细胞 RNA 测序技术;

③单细胞 DNA 测序技术；④单细胞表观组测序技术。

2. 单细胞测序的技术流程　包括单细胞分离、单细胞捕获、细胞裂解、RNA/DNA 扩增、建库和测序。其中，单细胞分离和单细胞捕获是关键的步骤，不同的单细胞测序技术方法会采用不同的分离和捕获策略（图 8-3）。

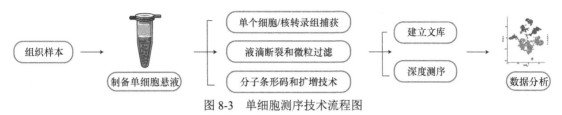

图 8-3　单细胞测序技术流程图

三、单细胞测序在肿瘤研究中的应用

（一）肿瘤异质性研究

肿瘤异质性是肿瘤细胞在遗传、表观遗传、表型和功能等方面的多样性，对于肿瘤的发展和治疗至关重要。单细胞 RNA 测序技术通过分析肿瘤细胞的基因表达谱，能够识别不同亚型的特征基因，并深入探究其功能和调控机制。此技术还可揭示肿瘤细胞间的转录异质性和调控网络，深化对肿瘤异质性分子机制的理解。另外，单细胞测序能够鉴定肿瘤干细胞，分析肿瘤中的免疫细胞类型和分布情况，为阐明肿瘤的发展、免疫治疗和耐药性改善等机制提供重要信息。

（二）肿瘤免疫治疗

肿瘤免疫治疗是一种通过调控人体免疫系统来治疗肿瘤的新型治疗方法。单细胞 RNA 测序技术可解析肿瘤免疫细胞的基因表达谱，鉴定免疫细胞的不同亚群，评估其功能、激活和调控机制。通过分析治疗方式对免疫细胞浸润的影响，深入理解肿瘤免疫治疗的分子机制。这有助于开发新型肿瘤免疫治疗方法以提高治疗效果。此外，单细胞测序还可用于免疫监测和预后评估，协助制订更准确的免疫治疗方案，提高治疗效果。

（三）肿瘤药物研发

肿瘤药物的研发需要深入探究肿瘤发生发展及肿瘤治疗耐药性的调控机制。单细胞 RNA 测序可以对各个肿瘤细胞亚群的基因表达谱进行分析，阐明不同药物的作用机制。此外，单细胞 RNA 测序还可以实现对肿瘤细胞间的转录异质性和转录调控网络的分析，从而深入理解肿瘤药物影响细胞的分子机制，有助于开发新型的肿瘤药物。

四、优势与不足

单细胞测序可以识别干细胞、肿瘤细胞和免疫细胞等细胞亚群，能够深入研究这些细胞的功能，具有以下优点：①实现对细胞异质性的深入理解；②实现对细胞发育和分化过程的深入研究；③对不同患者的细胞变异特征进行深入研究。

单细胞测序技术需要高度复杂的实验流程，具有以下局限性：①数据的质量受到 RNA 降解、PCR 扩增偏差等因素的影响，数据质量不稳定。②数据的处理需要使用复杂的算法和软件，数据分析需要专业人员完成。③需要对 $1×10^3 \sim 1×10^5$ 个细胞进行分析，细胞处理量较少，数据的准确性受到影响。

五、未来发展方向

单细胞测序技术未来的发展方向主要包括以下几个方面：①开发更加稳定的单细胞测序技术；

②开发更加高效的数据处理和分析方法；③开发更加高效的单细胞测序技术；④将单细胞测序技术应用于临床诊断和治疗；⑤结合蛋白质组学、代谢组学等其他技术，深入研究肿瘤发生发展的分子机制。

第五节 空间转录组技术

一、概 述

空间转录组技术是通过高通量的原位杂交、RNA 测序等方法来分析组织或细胞中不同空间位置的基因转录物数量，该技术可用于肿瘤组织切片和肿瘤细胞中的基因表达分析，比较不同肿瘤组织和细胞中基因的表达差异，并同时获取基因在肿瘤组织内的空间位置信息。

二、技术原理及操作步骤

（一）基于原位杂交的空间转录组技术

传统的原位杂交是使用放射性同位素标记探针利用核酸分子单链间的碱基互补性质与核酸分子杂交，从而在 RNA 原始位置定位定量检测核酸分子。现在常用的是顺序荧光原位杂交（sequential fluorescence in situ hybridization，seqFISH），通过连续多轮杂交、成像和探针剥离，可以覆盖单个细胞的整个转录组，时间条形码由于多次杂交被传递到要检测的 RNA 上，可以允许多种分子多路复用，也提高了能够检测的靶 RNA 数量。

（二）基于显微切割的空间转录组技术

显微切割是在高分辨率显微镜辅助下对组织或细胞进行切割分离，目前常用的方法是激光捕获显微切割（laser capture microdissection，LCM）技术，即利用红外线或紫外线分离出组织切片中的特定区域，然后提取 RNA 进行测序分析。该方法适用于从复杂组织中（新鲜冷冻组织和甲醛固定液固定包埋组织）获取特定的单个细胞或同类细胞。采用激光束能够简便、高效地切除目的区域，保留组织细胞自身的结构和空间信息。

（三）基于原位测序的空间转录组技术

锁式探针原位测序（in situ sequencing，ISS）是一种能直接在原始组织中对细胞进行 RNA 测序（RNA-seq）的技术，可以深入了解目的基因的表达与细胞形态和局部环境的关系，能检测到很小的序列突变。该方法首先将组织切片中的 mRNA 在原位逆转录为 cDNA，然后与特定的锁式探针结合，探针末端被填补形成一个 DNA 环，然后通过滚环扩增（rolling circle amplification，RCA），最终能得到检测的 mRNA 种类并分析单个 mRNA 分子。

（四）基于原位捕获的空间转录组技术

原位捕获是一种先在原位非靶向捕获转录组，然后在非原位进行高通量测序分析的方法，以实现对整个转录组的无偏分析。由斯塔（Stäh）等开发的高质量 RNA-seq 空间转录组技术采用独特的位置条形码来排列组织切片的逆转录引物，但 100μm 直径的捕获点仅能检测到 10～40 个细胞，且分辨率不足。这种缺陷被相关公司改进，相关载玻片包含 4 个捕获区域，共有 20000 个捕获点，并为每个捕获点赋予了独特的空间位置条形码。组织切片中含有多聚腺苷酸 [poly(A)] 的 mRNA 能够与空间位置条形码区域的 poly(T) 结合，进行 cDNA 合成、建库和测序。

三、主要应用

(一)肿瘤异质性研究

肿瘤异质性在肿瘤的诊断、治疗、预后及肿瘤标志物分析中至关重要,分为肿瘤间异质性和肿瘤内异质性。肿瘤内异质性分为时间异质性和空间异质性。时间异质性指肿瘤细胞的分子特征随时间变化,而空间异质性指肿瘤细胞不同亚群在不同区域的不均匀分布。空间转录组学技术在肿瘤异质性的研究中取得了优异的成绩。

(二)肿瘤微环境研究

肿瘤微环境(tumor microenvironment,TME)与肿瘤发生、发展、治疗及预后密切相关。通过多模态交集分析方法、单细胞 RNA 测序和空间转录组技术,发现胰腺导管腺癌微环境中巨噬细胞、树突状细胞和肿瘤细胞亚群在不同的空间位置上富集,且炎症成纤维细胞与肿瘤细胞存在共定位现象。

(三)肿瘤免疫治疗研究

免疫治疗在肿瘤治疗方面的重要性不言而喻。空间转录组能同时揭示细胞空间信息和位置信息,为肿瘤异质性研究发挥了积极作用,有助于揭示肿瘤发病机制及潜在治疗靶点。空间转录组能揭示肿瘤细胞与免疫细胞及细胞间质之间纷繁复杂的相互作用,并确定免疫细胞亚群的位置和密度,为肿瘤免疫治疗提供了理论指导。

四、优势与不足

空间转录组技术在组织和细胞的空间环境中定量分析基因 mRNA 表达,为肿瘤异质性、微环境和免疫治疗等方面的研究提供便利。早期应用于鉴定具有发育功能的基因、新的细胞类型标记,以及从组织形态学不明显的新细胞类型。尽管空间转录组技术在应用上存在操作复杂、仪器设备要求苛刻、技术花费较高等缺点,但通过开发更简便、性价比更高的新技术,有助于促进空间转录组学技术的普及。

第六节 总结与展望

目前,大规模人体组织和细胞系的组学分析产生了关于表观遗传突变、细胞周期调控和肿瘤发展的新数据。未来发展方向包括数据存储、整合、分析和可视化工具的研发,以及单细胞测序、多组学分析和深度学习算法的整合,以解决组学数据的高维数据处理问题。

总体而言,转录组学、蛋白质组学、代谢组学、单细胞测序、空间转录组学等是生命科学和医学领域的重要研究技术。这些研究技术将有助于深化对生命本质的理解,揭示肿瘤发生发展的机制,发现新的治疗方案,以提升人类整体的健康水平。技术的进步仍面临挑战,需要更高效、精确的技术和算法,以更准确地分析生物样本信息,为肿瘤的精准医疗提供理论支持,推动生命科学和医学领域的发展。

第九章　肿瘤治疗靶点过表达、敲减及敲除技术

第一节　肿瘤靶点过表达技术

一、概　　述

基因过表达就是将目的基因的表达上调，使目的基因被大量转录和翻译，最终产生大量的表达产物。其核心技术原理包括构建表达载体及选择适当方法导入靶细胞，使其内部表达所需的目标产物。自 20 世纪 70 年代以来，基因过表达技术被广泛应用于生命科学研究的各个领域，成为基因功能研究的重要工具。基因过表达技术作为基因治疗的一种形式，在单基因遗传病和肿瘤的治疗中相较于传统的治疗方式有其独特的优势；通过操纵基因的表达，从根本上治疗疾病。近年来，基于基因过表达技术的药物获批上市，主要包括重组病毒药物和细胞治疗药物。

二、原　　理

质粒是细菌染色体外复制的环状或线性 DNA 分子，在进化中与各种质粒和病毒之间发生遗传物质的交换，形成了由单一功能单元组成的嵌合结构。基因过表达的核心原理是仿效质粒的自然镶嵌结构，通过人工构建将不同功能的基因独立元件拼接在一起，使基因能够高效转录和翻译，从而实现基因产物的过表达。该技术主要涉及两个方面：一是设计和构建基因过表达载体；二是选择高效且安全的基因递送方式，将过表达载体引入细胞或人体。

三、操　作　步　骤

基因过表达技术从操作层面来说可以分为两类：裸质粒载体基因过表达和病毒载体基因过表达。这两种方式各有其优缺点：裸质粒载体免疫原性和毒性较低，但其转染方式和效率可能受限；而病毒载体能感染细胞并将基因表达元件整合至基因组中，细胞转化效率较高，但是可能会引起宿主免疫反应，安全性较低。

（一）裸质粒载体基因过表达

1. 裸质粒过表达载体的构建　裸质粒基因过表达载体的基本组成包括目的基因、复制子、选择标记、启动子和其他调控元件。复制子是基因过表达载体质粒在细菌中复制扩增所必需的元件，它决定了质粒在细菌中的拷贝数；选择标记通常是一个抗生素抗性基因，能帮助筛选携带质粒的细菌；适当的启动子和其他调控元件是为了确保目的基因在目标细胞中表达。

2. 裸质粒过表达载体的递送　裸质粒过表达载体是一种本质上是裸 DNA 的表达载体，由于其亲水性、携带负电荷和体积较大等特性，无法有效穿透细胞膜，且容易受核酸酶降解。为了导入受体细胞并保持稳定性，需要适当的递送方法。递送方法包括物理法、化学法和生物法。物理法主要有电穿孔法、基因枪法、显微注射法、激光法、高温法、超声波法和流体动力法等。化学法包括磷酸钙共沉淀法、阳离子脂质体法、阳离子聚合物法等。生物法包括病毒样颗粒法和外泌体法等。病毒样颗粒法的优点是保持一定生物特性，生产和纯化相对容易，缺点是生产过程中包装效率差且异质性大。外泌体法的优点是没有免疫原性，缺点是基本上无特异性且价格昂贵。

裸质粒过表达载体进入细胞后可过量表达目的蛋白，不整合至基因组，相对安全且易于大规模生产。然而，其转染效率低、目的蛋白表达时间短等缺点在应用上存在一定限制。

（二）病毒载体基因过表达

科研人员充分利用病毒的传染性，研发了一系列用于基因递送的病毒载体，这些载体在基因治疗中表现出卓越的疗效。病毒载体根据是否整合至宿主细胞基因组可分为整合载体和非整合载体。整合载体包括递转录病毒和慢病毒，非整合载体则包括腺病毒和腺相关病毒（adeno-associated virus，AAV）。此外，基于 RNA 病毒，如黄病毒、甲病毒、麻疹病毒和弹状病毒等的表达载体也被设计用于基因治疗。由于腺相关病毒载体具有宿主范围广、高安全性和长表达时间等优势，目前已成为体内基因递送的首选载体。

1. AAV 载体的组成　AAV 最初是作为腺病毒制备过程中的污染物而被发现的，它的完整生命周期需要其他病毒的辅助，属于细小病毒科的依赖病毒。AAV 载体由蛋白质衣壳、目的基因和调节盒三部分构成。

2. AAV 载体的包装　通过将能表达 AAV 组分的三种质粒转染 HEK293T 细胞，制备得到的病毒经超速离心纯化，然后滴定病毒基因拷贝数，一旦达到规定标准，即可应用于体内或体外的基因递送。

总体而言，病毒载体具有高转染效率和持续表达的优势。然而，其难以实现大规模生产、免疫原性高、潜在毒性和插入诱变等缺陷也不可忽视。这些问题需要在未来的研究中逐步解决，以更好地满足临床应用和疾病治疗的需求。

四、基因过表达技术在肿瘤中的应用及展望

基因过表达技术最初用于治疗单基因疾病。1990 年美国批准了首例基因过表达临床试验，通过体内过表达腺苷脱氨酶（adenosine deaminase，ADA）基因治愈了重症联合免疫缺陷（severe combined immunodeficiency，SCID）患者，为该技术成功治疗人类疾病树立了榜样。随着领域发展，基因过表达治疗方法逐渐涵盖了癌症、感染性疾病、心血管疾病、自身免疫病、代谢性疾病等复杂疾病。截至 2022 年，全球批准的 37 款基因治疗药物中，有许多基于基因过表达技术，主要包括重组病毒药物和嵌合抗原受体 T 细胞（chimeric antigen receptor T cell，CAR-T 细胞）。

2003 年我国批准了首个商品化的基因治疗药物——重组人 p53 腺病毒注射液，用于治疗头颈癌。该药物通过腺病毒载体将治疗性 *p53* 基因递送到肿瘤细胞中，通过促进细胞凋亡、激活 NK 细胞和阻断生存信号等机制发挥抗肿瘤活性。2015 年美国和欧盟批准了以单纯疱疹病毒为载体的溶瘤病毒，用于治疗黑色素瘤。该病毒表达免疫激活蛋白粒细胞-巨噬细胞集落刺激因子（granulocyte-macrophage colony stimulating factor，GM-CSF），通过直接注射到黑色素瘤中引发细胞凋亡，释放抗原和 GM-CSF，增强肿瘤的免疫应答。2022 年美国批准了以腺病毒为载体的溶瘤病毒，用于治疗非肌层浸润性膀胱癌。该病毒含有 IFN-α-2b 基因，进入细胞后使膀胱壁细胞分泌 IFN-α-2b 蛋白，发挥抗肿瘤作用。

CAR-T 细胞疗法是一种基因治疗方法，通过从肿瘤患者体内分离 T 细胞，利用病毒载体基因过表达技术在这些 T 细胞中表达特异性嵌合抗原受体（CAR），然后将这些表达 CAR 的 T 细胞输回患者体内，以实现对肿瘤细胞的靶向杀伤。该疗法近年来逐渐发展，首次于 2017 年获得美国批准。该疗法主要应用于治疗复发或难治性 B 细胞急性淋巴细胞白血病、复发或难治愈的大 B 细胞淋巴瘤和套细胞淋巴瘤等疾病。2022 年，美国批准了我国自主研发的 CAR-T 细胞疗法。

重组病毒类药物目前已经取得了一定进展，但仍需深入研究重组病毒与肿瘤细胞及机体免疫系统之间的相互作用，探索更加个体化的肿瘤治疗方法。CAR-T 细胞疗法中自体细胞治疗应用较多，但是自体细胞生产流程长，成本远高于异体细胞，限制了其大规模应用。异体细胞会产生移植物抗宿主病（graft versus host disease，GVHD），此缺点有望通过基因编辑技术减少 T 细胞受体（T cell receptor，TCR）和人类白细胞抗原-1（human leukocyte antigen-1，HLA-1）的表达来解决。

此外，由于实体肿瘤的异质性和免疫抑制肿瘤微环境，使得 CAR-T 细胞疗法在实体瘤中疗效较差。裸质粒载体基因过表达技术的主要应用方向是编码促血管生成因子基因来治疗缺血性疾病，而并非肿瘤治疗，目前还没有基于裸质粒载体基因过表达技术的肿瘤治疗药物。

五、总　　结

基因过表达技术在肿瘤治疗中逐渐得到广泛应用，展现出显著的临床价值和应用前景。然而，其应用仍面临多项挑战。其中，体内基因递送和治疗的安全性是关键问题。开发安全、高效转染且低毒的基因递送系统对于将基因过表达治疗策略成功转化为临床应用至关重要。未来肿瘤精准治疗的重要方向之一是将过表达治疗与化疗、放疗和免疫治疗等联合应用。随着对基础分子生理学和病理学的深入理解，基因过表达治疗策略将不断演进。新的治疗策略的不断涌现有望在肿瘤治疗领域取得巨大的进展。

第二节　肿瘤靶点敲减技术

一、RNA 干扰技术

（一）概述

RNA 干扰（RNA interference，RNAi）是一种由双链 RNA（double-stranded RNA，dsRNA）诱发的基因沉默，其机制是抑制目标基因的转录或翻译。RNAi 机制被发现至今已有二十多年历史，目前已有几种针对罕见代谢性疾病的 RNAi 药物获得临床使用批准，另外还有许多 RNAi 药物正在研发当中，其治疗范围包括肿瘤、代谢性疾病、血液病和感染性疾病等。

（二）基本原理

RNAi 的概念是在 1998 年被提出，是很多真核细胞用来抵御外来核酸入侵、控制基因表达的一种防御机制，主要发生在细胞质内。RNAi 的核心成分是小 RNA 分子，比如小干扰 RNA（small interfering RNA，siRNA）。当外源性 dsRNA 或短发夹 RNA（short-hairpin RNA，shRNA）进入细胞，会被核酸内切酶 Dicer 剪切成 20～24 个碱基对的 siRNA。每个 siRNA 被解旋为两个单链 RNA（single-stranded RNA，ssRNA），即编码链（正义链）和模板链（反义链）。反义链被 RNA 诱导沉默复合物（RNA-induced silencing complex，RISC）招募并介导该蛋白-RNA 复合体与靶标 mRNA 的结合，导致靶标 mRNA 的剪切和降解。在释放被剪切的靶标 mRNA 之后，RISC-siRNA 复合体可被回收并进行多轮靶标 mRNA 剪切。此外，siRNA 能在 RNA 聚合酶的作用下形成 dsRNA，从而重新参与上述基因沉默过程。因此，低浓度的 siRNA 能够诱导有效的基因敲减。

（三）操作步骤

以 siRNA 介导的基因敲减为例，其操作步骤主要包括：①设计高效、特异的 siRNA 序列。②制备 siRNA 溶液。③通过阳离子脂质体、阳离子聚合物等转染试剂或者病毒载体递送等方式将 siRNA 导入细胞中。④从基因转录、蛋白表达、表型三个水平对基因敲减的效果进行评估。

（四）RNAi 技术在肿瘤靶点敲减中的应用及展望

RNAi 最初是在秀丽隐杆线虫中被发现，向线虫中注射靶向 unc-22 的 dsRNA 可以显著降低该基因的表达。随着人类基因组数据库的不断完善及人们对不同肿瘤致病机制的深入了解，越来越多在肿瘤相关基因（如原癌基因、突变失活的抑癌基因等）被发现。通过 RNAi 敲减技术抑制这些基因的表达，可能阻止肿瘤细胞的发生和发展。

2017 年，首个基于基因敲减的疗法，脂质体 miR-34a 模拟物，进行了一期临床试验，肿瘤抑制因子 miR-34a 能靶向 PD-L1 的 mRNA，降低急性髓系白血病中 PD-L1 的表达。针对胶质母细胞瘤中促癌基因 *BCL2L12* 的 siRNA 在复发性胶质母细胞瘤患者的研究显示，肿瘤细胞中 BCL2L12 蛋白水平显著降低，且无明显的治疗相关毒性。

RNAi 技术的发展为恶性肿瘤治疗带来新希望。如果能更好地解决 siRNA 的靶向递送和稳定性等问题，相信该技术将造福更多肿瘤患者。此外，RNAi 疗法与其他治疗手段联合应用可能在未来成为重要的治疗方法。

二、CRISPR/dCas9 技术

（一）概述

CRISPR/Cas 系统是在细菌和古细菌中发现的一种适应性免疫系统，它能保护宿主免受外源 DNA 的入侵。目前，CRISPR/Cas9 系统广泛应用于基因敲除等领域。核酸酶缺陷型 Cas9（nuclease-deficient Cas9，dCas9）是一种突变的 Cas9 蛋白，没有切割 DNA 的能力，但仍能结合向导 RNA（guide RNA，gRNA）及目标 DNA 片段。基于该特点，CRISPR/dCas9 系统已被应用于靶基因的转录调控。

（二）原理

dCas9 由于在其两个核酸酶结构域 HNH 和 RuvC 发生突变而失去了切割 DNA 的功能。在存在 gRNA 的情况下，dCas9 仍能与目标 DNA 片段特异性结合。通过阻断转录因子与靶基因的结合来阻碍转录起始，或通过阻断 RNA 聚合酶与靶基因的结合来阻碍转录延伸，CRISPR/dCas9 系统实现了对靶基因转录的抑制。

（三）操作步骤

CRISPR/dCas9 技术操作步骤主要包括：①设计靶向目标基因的 gRNA 序列。②构建表达 gRNA 和 dCas9 的质粒。③选择合适的递送方法将 gRNA 和 dCas9 导入细胞。

（四）CRISPR/dCas9 技术在肿瘤靶点敲减中的应用及展望

CRISPR/dCas9 技术与经典的 CRISPR/Cas9 的主要区别在于，前者并不改变基因组序列，而是在转录水平对目的基因进行调控。通过将 dCas9 与不同的启动子进行搭配，还能实现可诱导、可调节或可逆的基因敲减。相对于 RNAi 而言，CRISPR/dCas9 技术一般具有更低的脱靶效应，以及对长非编码 RNA（long non-coding RNA，lncRNA）更高的敲减效率。

目前，CRISPR/dCas9 技术已被用于在肿瘤细胞系中高通量筛选影响细胞生长的重要基因，以及影响肿瘤相关基因表达的非编码调控序列。*TP63* 基因编码 TAp63 蛋白，其功能与肿瘤抑制因子 TP53 相似。而缺乏激活域的 TAp63 蛋白（又称 DNp63）能显著促进鳞状细胞癌（squamous cell carcinoma，SCC）的发生。2018 年，研究人员使用腺病毒载体递送 gRNA 和 dCas9-KRAB 融合蛋白，不仅抑制了 DNp63 在 SCC 细胞中的表达，同时在体外有效减少了肺和食管 SCC 细胞的增殖和集落形成，并且在肺 SCC 异种移植小鼠模型中显著抑制了肿瘤生长。

CRISPR/dCas9 介导的基因敲减技术已在肿瘤研究中发挥越来越重要的作用，但与所有基于 CRISPR 的技术一样，仍然需要更好地解决脱靶效应、高效递送等问题，才有可能进一步应用于临床治疗。

三、蛋白降解靶向嵌合体技术

（一）概述

蛋白降解靶向嵌合体（proteolysis targeting chimera，PROTAC）是通过泛素-蛋白酶体系诱导

靶蛋白降解的一种技术。与在 DNA 或 RNA 水平上调控基因表达的 RNAi 和 CRISPR/dCas9 技术不同，PROTAC 专注于减少靶蛋白的含量并能模拟蛋白的药理学抑制。目前已有靶向约 50 种蛋白质（其中很多是经临床验证过的药物靶点）的 PROTAC 被成功开发，其中一些已经进入癌症治疗临床试验阶段。

（二）基本原理

PROTAC 由 E3 泛素连接酶配体、目的蛋白配体和连接子组成。PROTAC 分子能够将 E3 泛素连接酶招募到目的蛋白附近，给目的蛋白打上泛素化标签，从而将目的蛋白转运至蛋白酶体进行降解。

（三）操作步骤

PROTAC 技术操作步骤包括确定靶标、针对靶标的 PROTAC 开发、和 PROTAC 验证。与传统的针对蛋白活性位点的小分子不同，PROTAC 的目的蛋白可以没有活性位点，这能够显著增加靶蛋白的数量，也能利用现有的 E3 泛素连接酶处理新靶点，使 PROTAC 的应用前景广泛。

（四）PROTAC 技术在肿瘤靶点敲减中的应用及展望

PROTAC 通过利用泛素-蛋白酶体途径实现对靶蛋白的降解，颠覆了传统小分子抑制剂的理念。目前，PROTAC 技术在临床研究中已经成功实现了针对前列腺癌、乳腺癌、非小细胞肺癌等疾病相关靶蛋白的成功降解。

在前列腺癌中，针对雄激素受体的 PROTAC 已经多次被证明优于常规药物，特别是在雄激素水平升高及雄激素受体突变导致的耐药环境中。大部分的初发乳腺癌患者经过针对于雌激素受体的常规药物治疗后，都会获得对这些药物的耐药性，相比之下，针对雌激素受体的 PROTAC 能诱导有效地降解，并且可以改善其药理特性。KRAS 一度被认为是"不可成药"的靶点。2020 年，报道了首个可降解 $KRAS^{G12C}$ 的 PROTAC 分子，是 PROTAC 靶向不可成药蛋白的重要突破。

PROTAC 技术是一种新兴的蛋白降解技术，具有靶向不可成药靶点、克服耐药性等优势，在癌症治疗方面有很大的潜力。但是其也有一些限制性因素，相比于小分子化合物，其分子量偏大，导致细胞渗透性下降。

四、总　结

基因敲减技术为肿瘤的治疗带来新的希望。然而，siRNA 如何靶向进入细胞并保持其稳定是目前亟须解决的问题。此外，肿瘤发展是一个非常复杂的过程，且肿瘤患者具有个体差异，所以在患者能耐受的前提下，采用基因敲减疗法和其他疗法联合治疗，多靶点杀伤肿瘤，或许比单一疗法更加有效。随着基因敲减技术的不断发展，未来一定能取得更大的成就，治疗更多的肿瘤类型。

第三节　肿瘤靶点敲除技术

一、肿瘤靶点敲除技术概述

基因治疗已经取得显著进展，不再仅限于单基因疾病，而在多基因病如肿瘤的治疗中得到广泛应用。科学家们通过肿瘤靶点敲除技术，如锌指核酸酶（zinc finger nuclease，ZFN）、转录激活因子样效应物核酸酶（transcription activator-like effector nucleases，TALEN）和 CRISPR/Cas9，对肿瘤通路进行深入研究，使机制更加明确，推动了这些技术在临床上的应用。这些工具能在特定位置诱导真核细胞 DNA 双链断裂（double-strand breakage，DSB），通过非同源末端连接（nonhomologous end-joining，NHEJ）和微同源介导末端连接（microhomology mediated end joining，MMEJ）途径进行修复，引发插入或缺失（deletion）突变，通常导致基因失活，实现精准靶向基因敲除。

二、ZFN 技术

（一）概述

ZFN 是第一代基于核酸酶的基因编辑工具，由锌指结构域（zinc finger domain）和 *Fok* I 核酸内切酶组成。1996 年，由美国约翰霍普金斯大学钱德拉塞加朗（Chandrasegaran）课题组完成。该技术有效地减少了外源基因的随机插入，提高了对特定基因组位点编辑的精确性，为基因编辑技术的发展奠定了良好的基础，也为基因疗法和精准医疗提供了新的希望。

（二）基本原理

ZFN 由 DNA 识别结构域和 DNA 切割结构域组成。DNA 识别结构域具有序列特异性，特异性由 ZFP 决定，ZFP 由多个锌指（zinc finger，ZF）基序串联而成。根据保守结构域的不同，ZFP 可被分为 3 类：C2H2 型、C4 型和 C6 型。其中，C2H2 型锌指是最常见的类型。DNA 切割结构域由 *Fok* I 核酸内切酶提供，其在单体状态下没有内切酶活性，只有寡聚为二聚体后才具有酶切活性。锌指 DNA 识别结构域充当"定位器"，可将 *Fok* I 的两个亚基带到特定位点，从而靶向切割 DNA，导致 NDA 双链断裂。

综上，ZFN 技术利用 DNA 结合区域 ZFP 的序列特异性识别和非特异性二聚体化限制性核酸内切酶 *Fok* I 对 DNA 的切割，产生 DSB，从而实现对目的基因的特异性敲除。

（三）ZFN 技术在肿瘤靶点敲除中的应用及展望

作为第一代开创性的基因编辑技术，ZFN 技术实现了靶基因的序列特异性敲除，极大地提高了同源重组的效率，并在诸多人类疾病基因突变动物模型的构建，以及肿瘤靶点敲除等方面做出了贡献。普罗瓦西（Provasi）等利用 ZFN 技术敲除了淋巴细胞中的 T 细胞受体（TCR），用肾母细胞瘤基因 1（WT1）多肽特异性 TCR 基因转导这些 T 细胞。结果表明，经过 TCR 修饰的 T 细胞具有长久的抗肿瘤活性且没有脱靶效应。

ZFN 技术具有靶向结合的高效率、靶向基因传递效率高等特点，但也存在剪切效率低、脱靶效应、毒副作用、昂贵费时等问题，阻碍其发展，已逐渐被 TALEN、CRISPR/Cas9 等技术替代。

三、TALEN 技术

（一）概述

TALEN 技术是利用转录激活样效应物（transcription activator-like effector，TALE）中的 DNA 识别结构域与 *Fok* I 核酸内切酶提供的切割结构域融合而成。TALE 重复序列有 *Fok* I 核酸内切酶的催化区域，可产生具有位点特异性识别和切割能力的 TALEN 蛋白。以上两大特性为 TALEN 技术打下了良好的基础。与 ZFN 技术相比，TALEN 技术具有敲除效率高、脱靶率低和细胞毒性低等优势。

（二）基本原理

TALE 由四部分组成，N 端是易位结构域（translocation domain，TD）；中间是 DNA 结合域；C 端是核定位信号（nuclear localization signal，NLS）和激活域（AD）。TALEN 技术主要原理与 ZFN 技术类似，由 TALE 蛋白中的 DNA 结合域与 *Fok* I 核酸内切酶切割结构域融合而成，靶序列的特异性识别由 DNA 结构域负责，二聚体状态下的 *Fok* I 负责靶位点的切割。

（三）TALEN 技术在肿瘤靶点敲除中的应用及展望

作为第二代基因编辑技术，TALEN 更加简便高效，靶向效率高。2016 年，克萨达（Quezada）等利用 TALEN 技术敲除了 T 细胞中的 PD-1，回输到黑色素瘤小鼠中，结果显示，PD-1 敲除的 T 细胞能够有效消除肿瘤。尽管 TALEN 技术存在诸多优势，但其同时也存在转染较为低效、未知的免疫原性因素和 DNA 结合特异性的不确定性等问题，尚未在体内成功使用，有待于进一步的改进。

四、CRISPR/Cas9 技术

（一）概述

CRISPR/Cas 系统是细菌和古生菌中的一种获得性免疫系统，用于抵挡外源性 DNA 的侵染。Cas 蛋白由 Class Ⅰ 和 Class Ⅱ 组成。CRISPR/Cas 系统由 CRISPR 序列与不同的 Cas 蛋白构成，由此发展而来的 CRISPR/Cas9 技术是近 10 年来生命科学领域中备受关注的一项基因定点修饰技术。它是由 Cas9 核酸酶和与靶基因特异性互补的 CRISPR RNA（crRNA）组成的精准编辑系统，通过 20bp 的 crRNA 和位于靶序列下游的原间隔序列邻近序（PAM）来决定 CRISPR/Cas9 实现 DNA 切割的特异性，具有特异性高、制作容易、效率高等特点，广泛应用于基因编辑。Cas9 核酸内切酶在 crRNA 的引导下对特定 DNA 位点进行切割，从而达到基因敲除的目的。

（二）CRISPR/Cas 技术结构及基本原理

CRISPR 序列由短串联重复 DNA 序列和间隔区组成。该间隔区序列与病毒、质粒或其他病原体基因组元件中的序列相匹配。通常，一个富含 AT 的前导序列位于 CRISPR 阵列的上游位置。在阵列的一端，存在着一组编码 Cas 蛋白的保守基因，称为成簇规律间隔短回文重复相关（CRISPR-associated，Cas）基因。

天然的 CRISPR/Cas9 系统由化脓性链球菌 Cas9 蛋白（*Streptococcus* pyogenes Cas9，SpCas9）、CRISPR 串联序列转录 RNA 衍生物（CRISPR-derived RNA，crRNA）和反式激活 RNA（trans-activating RNA，tracrRNA）组成，crRNA 和 tracrRNA 组成 gRNA，gRNA 与 Cas9 蛋白结合后特异性切割 DNA 序列。为了提高 gRNA 的稳定性，科学家将 crRNA 和 tracrRNA 融合成一条 RNA，命名为单导 RNA（single-guide RNA，sgRNA）。细菌体内 CRISPR/Cas9 系统免疫应答分为三个阶段：①俘获外源 DNA；②成熟 crRNA 的合成；③靶向干扰：若相同病毒 DNA 入侵，Cas9 蛋白会在 sgRNA 引导下结合靶标 DNA 并进行切割。

CRISPR/Cas9 基因编辑技术的原理是：gRNA 引导的 Cas9 蛋白特异性切割目标 DNA 序列产生 DSB。Cas9 蛋白能成功识别目标序列的两个前提条件包括：① gRNA 的 5' 端 20nt 和靶 DNA 之间碱基配对。②靶 DNA 的 3' 端有合适的 PAM 序列（PAM 是 Cas9 的特异性识别位点，Cas9 会在 PAM 上游的第三个碱基处进行切割）。CRISPR/Cas9 切割目标 DNA 后产生 DSB，DNA 修复系统修复时会形成移码突变，从而达到基因敲除效果。

（三）CRISPR/Cas9 技术在肿瘤靶点敲除中的应用及展望

CRISPR/Cas9 技术在肿瘤治疗中是一项寻找药物靶标的有力工具，尤其在基因工程 T 细胞和肿瘤免疫治疗方面的应用。该技术已成功沉默 CDK11 基因以治疗肉瘤，以及沉默 CDK7 基因以治疗三阴性乳腺癌细胞，揭示了 CDK 作为肿瘤治疗新靶点的潜力。

CRISPR/Cas9 为生物医学领域带来了革命性的变化，通过其介导的肿瘤靶点敲除，可以筛选与肿瘤进展相关的关键基因，鉴定新的靶点，也可以通过高通量筛选研究耐药性，对于促进精准医疗的发展具有重大意义，但该技术所涉及的脱靶效应、输送系统相关问题及伦理和安全问题等亟待解决，以便更好地服务于精准医疗。

五、总 结

ZFN、TALEN、CRISPR/Cas9 等基因编辑技术的快速发展为推进生物医学研究和促进人类健康提供了巨大的机会。这些技术在基础生物医学研究中的应用在识别和研究与人类疾病及其治疗相关的关键分子靶标方面取得了重大进展。基因编辑技术的临床转化在疾病的诊断、预防和治疗方面提供了前所未有的生物医学工程能力，有望加速生物医学的新发现和基因治疗的发展。

第四节 总结与展望

基因疗法作为肿瘤治疗新兴手段，以特异性肿瘤靶点为治疗目标，为精准医疗提供了巨大前景。肿瘤的复杂发展涉及多种异常信号转导、细胞周期和肿瘤内环境，这些因素成为研究肿瘤发展和治疗靶点的关键。最近，肿瘤靶点调控技术，如过表达、敲减、敲除等，取得飞速发展，对于高通量筛选关键通路、研究细胞耐药性及治疗恶性肿瘤具有重要意义。然而，一些技术仍存在局限性，例如 CRISPR/Cas9 技术需要解决脱靶效应问题。期待这些技术的局限性能够及时优化，实现向临床应用的转化，提高肿瘤治愈率，改善患者预后，促进全球健康事业的进展。

第十章 抗原纯化与抗体制备技术

第一节 蛋白质表达与纯化

一、概 述

随着分子生物学、结构生物学和基因组学的发展，人们认识到仅仅依靠基因组序列来分析生命现象和本质是不够的。只有从蛋白质的角度进行研究才能更科学和全面地揭示生命的本质。因此，实现目的蛋白的高效表达和纯化具有重要意义。

二、技 术 原 理

蛋白质表达系统主要由宿主细胞、外源基因和载体组成。常用的表达系统包括原核表达系统、酵母表达系统、昆虫表达系统和哺乳动物细胞表达系统。原核表达系统以大肠埃希菌为代表，成本低、表达量高，但由于缺乏蛋白质翻译后修饰机制，难以获得具有生物活性的蛋白质。因此，以哺乳动物细胞表达系统 [如中国仓鼠卵巢细胞（CHO）细胞和悬浮 293F 细胞等] 为代表的真核表达系统是获得具有生物活性的蛋白的主要方式。重组蛋白表达制备通常会在蛋白序列上加上一段用于纯化的标签如 GST、6×His、Myc、Flag 和 Fc 等，融合标签后方便使用相应的蛋白亲和柱进行蛋白纯化。

三、构 建 方 法

（一）获取目的蛋白序列

首先从 Uniprot（https://www.uniprot.org/）等网站获取目的基因的蛋白序列及蛋白区域，对目的蛋白的氨基酸序列进行分析，选取目的蛋白的 DNA 序列，选择合适的融合标签和载体，构建表达质粒。

（二）选择合适的表达系统进行表达

根据目的蛋白表达的差异，可选择瞬时、稳定或诱导表达。瞬时表达的目的基因不整合到宿主基因组上，随细胞分裂而丢失，表达时间较短。稳定表达目的 DNA 整合到宿主基因组，经过筛选培养后可长时间稳定表达目的蛋白。诱导表达是指目的 DNA 的转录受外源刺激后才启动转录和翻译。

（三）蛋白质纯化

利用蛋白质物理性质、化学性质和生物性质上的差异，从培养液中纯化出蛋白质，保留其生物学活性和完整性。蛋白质纯化常用方法包括离子交换色谱、亲和层析、排阻层析和电泳等。离子交换色谱利用蛋白质与离子交换树脂之间的相互作用进行分离，适用于分离带有电荷的蛋白质。亲和层析基于目的蛋白与配体的特异结合，适用于分离与配体特异结合的蛋白质。排阻层析（凝胶过滤或分子筛）是基于不同蛋白质在填充介质中的扩散能力不同，大的蛋白分子会被先洗脱出来。电泳常用于检测蛋白质混合物。

四、主 要 应 用

纯化蛋白的应用非常广泛，包括生物医学研究、药物开发和食品工业等领域。纯化蛋白在肿瘤研究中主要集中在以下几个方面：

1.肿瘤研究　纯化蛋白可用于体外研究肿瘤基因的功能，通过研究蛋白质的功能和蛋白质之间的相互作用，解析蛋白质晶体结构，阐明目的基因在肿瘤发生和进展中的作用。

2.体外诊断原料　体外诊断产品广泛应用于肿瘤、心血管系统疾病、激素和各种代谢性疾病的诊断，常用的体外诊断原料包括酶、蛋白质和抗体等。

3.抗肿瘤药物　通过对癌基因蛋白质晶体结构及功能虚拟筛选出潜在的小分子，体外进行靶向性和亲和力检测，为抗肿瘤药物研发提供潜在的化合物。近年来，蛋白质类药物发展迅速，目前上市的有多肽、基因工程药物、单克隆抗体和重组疫苗等，其中以 PD-1 单克隆抗体为代表的蛋白质药物在肿瘤治疗领域取得了巨大成功。

五、优 势 与 不 足

随着分子生物学实验技术的成熟，使得基因克隆表达越来越容易，但基因克隆与表达的关键是要拿到纯度较高的目的蛋白，既要保证纯度，还要有生物学活性，大规模生产中还必须具有良好的稳定性。因此，选择合适的纯化方法至关重要。

蛋白类药物具有高特异性、低毒性和明确的生物学功能等优势。但是，蛋白类药物还存在以下不足亟待解决：①安全性和利用效率较低（具有免疫原性和肾消除作用）。②蛋白质活性不稳定（易受 pH、离子强度等影响）。③不能口服，给药方式多为静脉、皮下和肌内注射，患者不易于接受。④生产、贮存和运输成本高。

第二节　抗体制备技术

一、概　　述

抗体分为多克隆抗体和单克隆抗体。多克隆抗体可以识别多个抗原表位，通常来源于免疫的小鼠或者兔子血清，特异性较差。而单克隆抗体可识别固定的抗原表位，通常需要从免疫的动物体内分离单个分泌抗体的 B 细胞或将其和骨髓瘤细胞进行融合再挑取单个杂交瘤，制备步骤烦琐，周期也比较长，但特异性和稳定性更强。

二、原　　理

（一）杂交瘤技术

1975 年科勒（Kohler）和米尔斯坦（Milstein）发明了杂交瘤技术，将可产生单克隆抗体的 B 细胞和骨髓瘤细胞融合，形成了 B 细胞-骨髓瘤杂合体细胞，这种杂合体细胞既能在体外培养中无限增殖，又能分泌单克隆抗体。通过杂交瘤技术筛选抗体流程如下：①免疫动物：制备目标抗原，免疫 7 周龄的雌性 BALB/c 或 C57/B6 小鼠，免疫周期为 1 个月。②细胞融合：将准备好的小鼠骨髓瘤细胞与小鼠脾细胞按一定比例混合，使可产生单克隆抗体的 B 细胞和骨髓瘤细胞融合。③选择性培养：使用 HAT 选择性培养基，未融合的骨髓瘤细胞因没有次黄嘌呤-鸟嘌呤磷酸核糖转移酶而死亡，只有融合的杂交瘤细胞既有黄嘌呤-鸟嘌呤-磷酸核糖转移酶，又有骨髓瘤细胞无限增殖的特性得以存活。④杂交瘤细胞的筛选：对单克隆抗体的抗体亚型、特异性、亲和力、抗原识别表位进行鉴定，筛选出高表达杂交瘤细胞后及时进行冻存。

（二）酵母抗体展示技术

酵母展示系统技术是由博德（Boder）和威特鲁帕（Wittrup）于1997年首创。该技术原理为外源蛋白通过与酵母细胞壁蛋白Aga2的融合，在酵母表面展示。利用该系统，仅在一个酵母细胞的表面就可以展示超过$3×10^4$个异源蛋白质分子。酵母表面抗体展示主要包括单链抗体序列或者纳米抗体，用于检测展示的cMyc、Flag标签和Aga2蛋白等。在酵母展示载体中插入抗体编码基因会产生10^7～10^9的抗体文库。该技术的抗体库重链可变区（V_H）和轻链可变区（V_L）通常是随机组合，因此对于库的容量要求较高。通过酵母抗体展示库筛选抗体流程如下：①免疫动物：通过抗原加佐剂多次免疫动物，使动物产生该抗原特异的B细胞。如使用小鼠作为免疫动物，在免疫完后取小鼠脾脏提取总mRNA，通过cDNA文库调取抗体的V_H和V_L，再通过重叠PCR将V_H和V_L变成单链抗体（ScFv）片段。②酵母抗体展示库构建：将抗体ScFv片段通过吉布森同源重组体系无缝连接到酵母展示载体中，并通过电转感受态构建展示载体库。③针对目标抗原的酵母抗体展示库的筛选：通过几轮的反复富集，将目的抗原特异的酵母进行富集，并通过挑取单克隆酵母，提取酵母载体，通过测序获得抗体的序列。该抗体的序列可通过PCR方式重新克隆到抗体表达载体中。④抗体的表达和纯化：通过酵母抗体展示技术获得的单克隆抗体可通过基因工程改造，重新表达成完整的单克隆抗体，构建稳定表达细胞株进行抗体蛋白表达纯化。

（三）单细胞抗体技术

单细胞抗体技术是近年来兴起的基于高通量测序的抗体技术。该技术基于每个B细胞只产生一种特异性的单克隆抗体，只有一条V_H和一条V_L的原理。采用流式细胞术等方法从目的抗原免疫动物之后的脾组织或疾病感染之后人的外周血中分离抗原特异性B细胞。将分离的抗原特异性B细胞裂解，通过单细胞递转录技术获取cDNA，设计引物扩增V_H和V_L，选择合适的恒定区构建单克隆抗体表达质粒，然后利用真核生物表达系统表达纯化具有生物活性的单克隆抗体，通过筛选拿到目的抗体。相对于传统的杂交瘤平台和抗体展示文库，单细胞抗体技术获取的抗体具有兼备抗体亲和力高和抗体多样性高的特性（表10-1）。例如，利用此技术可快速获得冠状病毒等病毒特异性中和抗体。目前，对于单个B细胞有着多种不同分选机制，目前，主要有基于流式细胞术的分选、基于液滴微流控（micro-droplet）的分选、基于微印记技术（micro-engrave）的分选和基于微流控小室（micro-chamber）的分选机制（如单细胞光导系统技术）等。

表10-1 不同抗体技术平台的比较

	杂交瘤平台	抗体展示文库	单细胞抗体技术
抗体来源	小鼠或人	人	小鼠或人
B细胞多样性保留	1/2000～1/1000，多样性较低	N/A	1/10～4/10，抗体多样性较高
亲和力	高	相对较低	高
轻重链自然配对	Y或N	N	Y
下游工作	人源化	亲和力成熟（部分）	抗体序列测序和验证
筛选周期	3～6个月	1～2个月	1～3天

N/A：不适用；Y：是；N：否

三、主要应用

抗体广泛应用于免疫学、药理学和临床治疗学等领域。在肿瘤学研究中主要应用于以下方面：

（一）肿瘤研究

随着对肿瘤细胞信号转导途径研究的不断深入，人们对肿瘤细胞自身和肿瘤微环境的研究已越来越清楚，抗体在肿瘤研究中发挥了巨大作用，包括分析及识别候选的肿瘤标志物、表征信号通路及相关蛋白或表达水平变化。

（二）临床诊断

单克隆抗体具有特异性强和均一性好等优点，广泛应用于 ELISA、放射免疫分析（RIA）、免疫组织化学（IHC）和流式细胞术（FCM）等技术。临床上主要用于肿瘤抗原检测、放射免疫诊断、细胞因子测定和免疫细胞分析等方面。

（三）肿瘤治疗

单克隆抗体目前已成为肿瘤治疗最有效的手段之一，已上市的抗体药物中，约 50% 用于肿瘤治疗，目前集中在以下三个方面（图 10-1）：

1. 经典单克隆抗体药物　热门靶点有以 PD-1/PD-L1 和细胞毒性 T 淋巴细胞相关抗原 4（CTLA-4）为代表的热门免疫检查点、新一代免疫检查点 LAG-3 和 TIM-3、肿瘤靶点 HER-2 和 CEA、生长因子及受体（VEGF/VEGFR）和细胞外基质抗原 αVβ3 等。主要药物有：抗血管生成药物贝伐珠单抗（Bevacizumab）、抗 PD-1 完全人源化的 IgG4 型单克隆抗体纳武利尤单抗（Nivolumab）和靶向 HER-2 的单克隆抗体赫赛汀（Trastuzumab）等。目前，针对新的肿瘤治疗靶点（如 Claudin18.2 等）也在不断的探索中。

2. 抗体偶联药物（antibody-drug conjugate，ADC）　由特异性单克隆抗体、连接子和细胞毒性小分子药物组成，通过单克隆抗体与肿瘤抗原的特异性结合将小分子药物带到肿瘤细胞，从而实现对肿瘤的精准杀伤，常用的靶点有 HER-2、C-Met、EGFR、Trop-2、CD22、CD33、CD79b 和 BCMA 等。主要药物有：靶向 CD22 的单克隆抗体和卡奇霉素组成的 ADC Besponsa、靶向 BCMA 的单克隆抗体和澳瑞他汀 F 组成的 ADC Blenrep、靶向 HER-2 的单克隆抗体和拓扑异构酶抑制剂组成的 ADC Enhertu 等。

3. 双特异性抗体药物　为拥有两个不同的抗原结合位点、可以同时和两个靶抗原或一个抗原两个不同表位点结合的新型抗体药物，包括 IgG 类亚型（结构类似普通抗体）和非 IgG 类亚型（一般无 Fc 结构，体积小于普通抗体）两种。双特异性抗体可识别两个不同的表位或抗原，提高了抗体选择性、改善了药物的安全性。与两种单克隆抗体药物相比，双特异性抗体药物开发成本较低。截至目前，全球有 100 多个双特异性抗体药物已处于临床试验阶段，大部分是靶向肿瘤，其次是自身免疫性疾病。目前，全球已批准了 4 种双特异性抗体药物：分别是卡妥索单抗（Catumaxomab）、博纳吐单抗（Blinatumomab）、艾米珠单抗（Emicizumab）和埃万妥单抗（Amivantamab）。

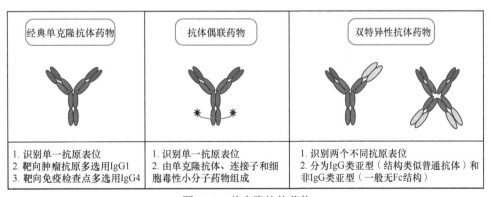

图 10-1　单克隆抗体药物

四、优势与不足

随着抗体制备技术的不断迭代，尤其是单细胞抗体技术的开发应用，使得抗体的制备周期大大缩短，保证了在诸如新冠肺炎感染和埃博拉病毒感染等流行病防治中的快速使用。同时，单克隆抗体制备及筛选技术在肿瘤治疗中也展示了令人鼓舞的成果，例如 PD-1 单克隆抗体在多种肿瘤中展现出了良好的治疗效果。

但抗体的开发与应用也面临许多挑战。如研发成本高，周期长。此外，抗体活性和毒性之间的平衡也值得进一步研究。随着第三代高通量测序筛选技术的迅速进展，单克隆抗体的研发面临着新的挑战和机遇，通量更高、速度更快的单克隆抗体筛选技术将取得新的突破。

第三节 抗体药物研发实例

一、概   述

抗体药物是制药领域的一个重要方面，抗体药物具有识别抗原的特异性、体内半衰期长、不容易脱靶等优势。单克隆抗体药物可用于治疗各种疾病，尤其是在恶性肿瘤和自身免疫病领域具有很好的临床应用前景。

单克隆抗体药物在肿瘤中的应用主要有：抑制肿瘤生长的关键靶点、激活免疫细胞对肿瘤细胞杀伤、抗体偶联小分子毒性药物等。抗体药物的发展并不是一蹴而就的，靶点的发现、抗体的研发及抗体药物的临床应用经历了一段漫长的历史进程。

二、构 建 方 法

在此以 PD-1 阻断抗体药物的开发为实例，将从靶点发现和抗体药物的筛选等方面展示抗体药物研发的部分过程。主要包括 PD-1/PD-L1 肿瘤免疫逃逸生物学作用机制、PD-1 阻断抗体的筛选和体内外试验验证等。

（一）PD-1/PD-L1 靶点发现

PD-1 分子最早是由日本科学家本庶佑（Tasuku Honjo）于 1992 年克隆，陈列平教授于 1997 年发现了 PD-L1，肿瘤细胞 PD-L1 的表达可抑制肿瘤免疫反应，但具体抑制肿瘤免疫的机制不清楚。2000 年，哈佛大学戈登·弗里曼（Gordon Freeman）等发现 PD-L1 是 PD-1 的配体，通过与 PD-1 相互作用抑制 T 细胞激活，揭示了 PD-L1 造成免疫逃逸的分子机制。PD-1/PD-L1 阻断抗体可以重新激活 T 细胞对肿瘤细胞的杀伤，控制肿瘤的体内生长。

（二）PD-1 阻断抗体的验证

PD-1 的阻断抗体早期制备主要是通过使用人的 hPD-1 胞外区域融合蛋白（如 hPD-1-Fc）对小鼠或全人源抗体转基因鼠进行多次免疫，随后使用杂交瘤技术制备单克隆抗体。通过对抗体的亲和力分析及 PD-1/PD-L1 蛋白阻断试验，进一步验证 PD-1 抗体阻断功能。验证阻断功能主要包括受体配体蛋白亲和力实验和 T 细胞/抗原提呈细胞混合培养实验等。

（三）通过蛋白互相作用体外验证

该方法可通过 ELISA、非标记相互作用分析系统（Biacore）亲和力测定或流式细胞分析进行检测 PD-1 抗体阻断效果。需要纯化表达 PD-1 和 PD-L1 融合蛋白，将 PD-1 蛋白孵育在基质板上，加入 PD-L1 蛋白，再通过 ELISA 或 Biacore 亲和力芯片测定 PD-1/PD-L1 蛋白相互作用。如加入 PD-1 阻断抗体，则检测出 PD-1/PD-L1 减弱或无相互作用。

（四）通过 T 细胞株报告系统验证 PD-1/PD-L1 阻断效果

将 Jurkat 细胞 PD-1 报告系统（Jurkat-NFAT-Reporter-hPD-1）与过表达 PD-L1 的 Raji 细胞（Raji-PD-L1）共培养，加入 PD-1 阻断剂抗体，检测阻断 PD-1/PD-L1 作用对 Jurkat 的激活影响，该方式主要通过 Jurkat T 细胞激活报告系统，显示阻断效果。

（五）通过同种异体混合淋巴细胞反应（MLR）检测

同种异体 MLR 测定是一种免疫细胞共培养测定方法，该方法通过树突状细胞（DC）介导的 T 细胞活化量化 PD-L1 对 T 细胞的抑制作用。将响应细胞（例如 CD4$^+$ T 细胞）和其他供体来源的刺激细胞（例如单核细胞衍生的 DC 或外周血单核细胞）进行 MLR 培养。同种异体 MLR 可通过流式细胞分析和 ELISA 等，以测量细胞因子的产生或细胞增殖。在 MLR 中，加入 PD-1 抗体，检测阻断 PD-1/PD-L1 相互作用后，T 细胞是否获得更好的激活和效应因子的释放。

（六）PD-1 阻断抗体药物的评测

PD-1 阻断抗体先导药物需要经过一系列体内外的实验进行进一步的评测，主要包括抗体种属特异性、亲和力、稳定性、抗体依赖细胞介导的细胞毒作用（ADCC）作用、人 PD-1 转基因小鼠成瘤治疗模型，以及食蟹猴安全评测等。种属特异性检测主要包括评估该 PD-1 抗体是否可以与小鼠、大鼠、兔、猴等的 PD-1 发生交叉反应。此外如抗体为小鼠来源，还需要对抗体进行人源化改造，如 PD-1 阻断剂帕博利珠单抗（Pembrolizumab）则是通过后期鼠抗人源化改造获得，以减少免疫原性和增强体内的稳定性。

三、优势与不足

在 PD-1 阻断抗体药物的研发实例中可看到，伴随着 PD-1 治疗性抗体的成功研发，肿瘤的免疫治疗成为一种新型的治疗手段，极大地改善了晚期恶性肿瘤的治疗疗效，提高了肿瘤患者的预后。但治疗性抗体的开发也面临诸多挑战，抗体研发从靶点筛选至临床应用，除需要巨大的研发及时间成本外，靶点的发现与评估、适应证与疗效，以及安全性验证也成为抗体药物研发中面临的十分常见的技术瓶颈。但随着双特异性抗体和抗体偶联药物等新方法的逐渐成熟，相信在不远的将来，会有越来越多的解决方案和新靶点被提出和发现，从而使抗体药物的成功研制给更多的患者带来福音。

第四节　总结与展望

近年来，我国抗体药物产业发展迅速，抗体药物研发各关键环节的产业化不断完善。单克隆抗体、抗体偶联药物、双特异性抗体、抗体融合蛋白等新型抗体药物完成了上市或临床前研究。我国未来抗体药物的研发将聚焦重大疾病，支持原始创新，推动生物医药产业成为有影响力的新兴产业和支柱产业。

第十一章　肿瘤治疗靶点晶体结构解析技术

第一节　蛋白质结构预测技术

一、概　　述

蛋白质结构预测（protein structure prediction）是根据蛋白质的氨基酸序列来预测其空间结构的新技术，通过氨基酸的化学性质来预测蛋白质的二级、三级和四级结构。蛋白质折叠过程中疏水力、氢键和范德瓦尔斯力起重要作用，有些特殊蛋白质（如伴侣蛋白）会使蛋白折叠变得更复杂。因此，蛋白质结构预测是理论化学与生物信息学追求的最重要目标之一。

二、技　术　原　理

20 世纪 50 年代，鲍林（Pauling）和科里（Corey）提出了"多肽链折叠"的理论，这是蛋白质结构预测的一个重要里程碑。他们认为，蛋白质的二级结构是由 α 螺旋和 β 折叠组成的，这些结构通过氢键相互作用而稳定。这个理论为后来的蛋白质结构预测方法提供了基础。20 世纪 70 年代发展了一种称为"序列比对"的方法，可以比较两个或多个蛋白质序列的相似性，并推断它们的结构相似性。然而，这种方法只能适用于相似序列的蛋白质。20 世纪 80 年代，发展了一种被称为"模型建立"的方法，可以模拟蛋白质的结构。随着计算机技术的发展，20 世纪 90 年代，出现了基于机器学习的方法，如神经网络和支持向量机。这些方法可以分析大量已知蛋白质结构的数据，并预测新的蛋白质结构。近年来，随着深度学习技术的发展，出现了新的蛋白质结构预测方法，如 AlphaFold 和 RoseTTAFold。这些方法使用神经网络和人工智能技术，可以预测蛋白质的结构及其在生物学中的功能。这些方法的准确性已经超越了以前的方法，并为生物学和药物研究提供了重要的工具。

三、预　测　方　法

蛋白质数据库（Protein Data Bank，PDB）是全球公认的蛋白质结构数据库，由美国、英国和日本三国合作维护，包含了已知的蛋白质三维结构数据。PDB 中存储的蛋白质结构数据可以通过多种方式进行查询和分析，如基于序列、结构、功能、拓扑等方面的搜索和比对。①蛋白质结构分类（Structural Classification of Proteins，SCOP）系统是基于蛋白质结构的分类系统，根据蛋白质的结构相似性，将蛋白质结构分为不同的层级，包括超家族、家族、蛋白质结构域、蛋白质链等。②类、架构、拓扑和超家族（Class，Architecture，Topology，Homologous superfamily，CATH）是另一种基于蛋白质结构的分类系统，旨在对蛋白质结构进行分类和归档。CATH 系统根据蛋白质结构的层级关系，将蛋白质结构分为四个层级，包括类、架构、拓扑和超家族。

这些蛋白质结构数据库在研究领域中广泛应用，为研究人员提供了重要的资源和工具，有助于深入了解蛋白质结构和功能，促进蛋白质科学的发展（图 11-1）。

（一）从序列到结构：同源建模

同源建模是一种计算生物学方法，主要通过已有蛋白质结构来预测未知同源蛋白质三维结构的建模方式。①同源序列搜索：常用的同源序列搜索工具有 BLAST、PSI-BLAST 和 HMMER 等。②模板选择和序列-结构比对：需要选择与未知序列相似的已知结构的蛋白质，然后将其结构作为预测的基础进行模型生成和优化。③模型生成和优化：需要使用已知结构的蛋白质模板作为预测的基础，根据未知序列的氨基酸序列，生成三维结构模型。

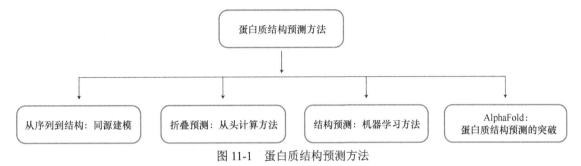

图 11-1　蛋白质结构预测方法

（二）折叠预测：从头计算方法

折叠预测是指利用计算方法预测蛋白质的三维结构。从头计算方法不依赖已知的蛋白质结构，而是从蛋白质的一级结构（即氨基酸序列）出发，通过计算分子力学和热力学参数，预测蛋白质的三维结构。①蛋白质折叠的能量景观：在折叠过程中，蛋白质的能量会随着构象的变化而变化，能量最低的构象就是蛋白质的最稳定状态，也是其真实的三维结构。②分子动力学模拟：可以模拟蛋白质的动力学过程。在模拟中，蛋白质的分子结构被看作是一组带电粒子，通过计算每个粒子的位置和速度，模拟蛋白质的运动和折叠过程。③蒙特卡罗模拟：是一种基于统计学原理的计算方法，可以模拟蛋白质的折叠过程。④知识驱动的方法：是指利用已知的蛋白质结构和序列信息，通过机器学习等方法，预测未知蛋白质的结构。在机器学习阶段，需要利用已有的蛋白质结构和特征，训练一个机器学习模型，用于预测未知蛋白质的结构。⑤网格搜索：是一种常用的从头计算方法，可以通过将蛋白质的构象空间划分为网格，搜索最低能量的构象。这种方法可以在不考虑空间限制的情况下，高效地搜索构象空间，得到蛋白质的最稳定构象。

（三）结构预测：机器学习方法

机器学习方法通过对已知蛋白质结构的数据进行学习，来预测未知蛋白质的结构。常见的机器学习方法包括支持向量机、随机森林、人工神经网络、深度学习、卷积神经网络和循环神经网络等：①支持向量机：是一种监督学习方法，其核心思想是将数据映射到高维空间中，使得数据在该空间中可以被线性分割。②随机森林：是一种基于决策树的集成学习方法。③人工神经网络：是一种模拟生物神经网络的数学模型，由多个神经元组成。④深度学习：是一种基于神经网络的机器学习方法，其主要特点是具有多层次的结构，可以进行深度学习。⑤卷积神经网络：主要应用于图像识别和处理，可以对蛋白质序列的特征进行卷积操作。⑥循环神经网络：是一种特殊的神经网络，可以处理序列数据。在蛋白质结构预测中，这些方法都可以将蛋白质序列和已知结构的序列进行比对，从而预测蛋白质的结构。

（四）AlphaFold：蛋白质结构预测的突破

AlphaFold 是由 DeepMind 科技公司开发的一种深度学习算法，其能够在不到一个小时的时间内预测蛋白质的结构。AlphaFold 的核心思想是将蛋白质序列和结构的相互作用建模成一个物理模型，并通过深度学习算法进行优化。AlphaFold 的突破性成果解决了蛋白质结构预测领域长期存在的难题。

四、蛋白质结构预测技术在生物医学中的应用

1. 药物设计　蛋白质结构预测技术可以帮助药物设计师快速预测药物与靶蛋白的相互作用模式，从而设计出更加有效的药物分子。

2. 蛋白质工程　蛋白质结构预测技术可以帮助蛋白质工程师快速预测蛋白质结构与功能之间的关系，从而设计出更加稳定和高效的蛋白质分子。例如，利用蛋白质结构预测技术可以预测蛋白质分子的稳定性和折叠动力学，从而指导蛋白质工程师进行蛋白质分子的改造和优化。

3. 分子诊断　蛋白质结构预测技术可以帮助医生快速预测蛋白质结构与疾病之间的关系，从而提高疾病的诊断和治疗效果。例如，利用蛋白质结构预测技术可以预测蛋白质分子与疾病相关蛋白质分子的结合模式，从而指导医学诊断师进行疾病的诊断和治疗。

4. 系统生物学　蛋白质结构预测技术可以帮助系统生物学家快速预测蛋白质结构与生物过程之间的关系，从而揭示生物过程的机制和调控方式。例如，利用蛋白质结构预测技术可以预测蛋白质分子与其他生物分子的相互作用模式，从而揭示生物分子之间的相互作用网络和信号传递途径。

总之，蛋白质结构预测技术在生物医学领域具有广泛的应用前景，可以为药物设计、蛋白质工程、分子诊断和系统生物学等领域提供强有力的支持。

五、蛋白质结构预测技术的局限性

1. 从头计算方法的局限性　首先，计算复杂，需要大量的计算资源和时间。其次，预测结果受到计算方法和参数的选择的影响，需要对计算方法进行优化和验证。最后，从头计算方法对于大分子蛋白质的结构预测效果较差，因为大分子蛋白质的结构比较复杂，需要更复杂的建模方法。

2. 同源建模的局限性　同源建模是一种有效预测蛋白质结构的方法，但也存在一些局限性。首先，同源建模只适用于已知结构的蛋白质与未知序列的相似性比较高的情况。其次，同源建模的预测结果也受到模板选择和序列-结构比对的影响，如果选择的模板不合适，或者序列-结构比对不准确，预测结果也会受到影响。最后，同源建模对于大分子蛋白质的结构预测效果较差，因为大分子蛋白质的结构比较复杂，需要更复杂的建模方法。

3. 机器学习的局限性　机器学习方法需要大量的已知蛋白质结构数据进行训练，但目前已知蛋白质结构的数量与蛋白质的种类和数量相比仍然非常有限，这使得机器学习方法在预测具有多样性的蛋白质结构时存在一定的限制。机器学习方法需要进行大量的计算和数据处理，这使得其在预测大规模蛋白质结构时存在一定的限制，需要使用高性能计算设备。

六、蛋白质结构预测技术的发展趋势

蛋白质结构预测技术的发展对实验方法的影响也越来越明显。随着蛋白质结构预测技术的不断发展，许多实验方法已经可以通过计算方法来代替，从而大大降低了实验成本和时间。例如，利用蛋白质结构预测技术可以预测蛋白质与药物分子的相互作用模式，从而避免了大量的药物筛选实验。此外，蛋白质结构预测技术还可以预测蛋白质分子的稳定性和折叠动力学，从而指导蛋白质工程师进行蛋白质分子的改造和优化，从而避免了大量的实验操作。

总之，蛋白质结构预测技术在未来的发展将会越来越重要，其应用领域和研究方向也将会越来越广泛和深入。同时，蛋白质结构预测技术的发展也将会对实验方法产生越来越大的影响。

第二节　蛋白质晶体结构解析

一、概　　述

蛋白质的结构决定了其功能，因此，揭示蛋白质的三维结构对于理解其生物学作用和设计药物具有重要意义。蛋白质晶体结构解析是目前极为常用和十分有效的获得蛋白质三维结构的方法，主要步骤有蛋白质表达纯化、结晶、衍射数据收集、相位求解和模型构建等步骤。

二、技术原理

蛋白质晶体结构解析原理是利用 X 射线衍射技术，根据蛋白质晶体对 X 射线的散射强度和相位信息，通过数学计算和模型拟合，还原出蛋白质分子的三维空间结构。晶体结构解析的基本步骤包括：蛋白质表达和纯化、晶体培养、X 射线衍射数据采集、数据处理和相位求解、结构模型构建和优化、结构分析和验证等。蛋白质晶体结构解析是生物化学、分子生物学、药物设计等领域的重要研究手段，可以揭示蛋白质的分子结构、功能、相互作用和进化关系等信息。

三、蛋白质晶体结构解析方法

（一）目的蛋白的背景调查

对目的蛋白的背景调查有助于更好地完成后续的蛋白质纯化、结晶和机构解析。真核生物和原核生物的蛋白质存在区别，人源蛋白还会有一些共价修饰，比如磷酸化、甲基化、糖基化等。目前，有许多软件和网站可以提供蛋白质的理化性质预测服务。这些工具可以根据用户输入的蛋白质序列或结构文件，输出相应的理化性质参数，并提供可视化和下载功能。用户可以根据自己的需求和偏好，选择合适的工具进行蛋白质的理化性质预测。

（二）蛋白质过表达质粒的构建

异源过表达质粒构建是一种常用的分子生物学技术，用于在目的细胞中表达特定的外源基因。该技术的原理是利用质粒载体，将目的基因插入到质粒的多克隆位点或单克隆位点中，形成重组质粒。然后，将重组质粒转化或转染到目的细胞中，利用质粒的启动子和终止子驱动目的基因的转录和翻译，从而实现异源过表达。

（三）蛋白质纯化

异源过表达的蛋白质要进行纯化。蛋白质纯化是生物化学实验中的一项重要技术，它可以将目的蛋白从复杂的生物样品中分离出来，以便进行进一步的结构和功能分析。蛋白质纯化的步骤包括以下几个方面：①蛋白质提取：将蛋白质从细胞或组织中释放出来，通常需要破碎细胞或组织，并用适当的缓冲液或有机溶剂溶解蛋白质。②蛋白质粗分离：将蛋白质与其他大分子（如核酸、多糖等）或小分子（如盐、色素等）分离，常用的方法有沉淀、盐析、溶剂分级等。③蛋白质细分离：将目的蛋白与其他杂蛋白分离，常用的方法有层析、电泳、亲和纯化等。④蛋白质浓缩和除盐：将纯化后的蛋白质溶液浓缩到所需的体积和浓度，并去除多余的盐或其他小分子，常用的方法有透析、超滤、冷冻干燥等。

（四）纯化后蛋白质的生物学检测

能结晶的蛋白质都是具有生物学活性的。蛋白质活性鉴定是一种用于评估蛋白质功能的实验方法，它可以测量蛋白质与其他分子或底物的相互作用，以及蛋白质在生物体内的表达和调控。蛋白质活性鉴定的方法有很多，包括酶活性测定、结合实验、免疫学方法、荧光共振能量转移

（FRET）、生物发光共振能量转移（BRET）、表面等离子体共振（SPR）、质谱分析等。

（五）蛋白质结晶

由于蛋白质具有离子的性质，条件合适的情况下蛋白质是可以结晶的，蛋白质结晶是将溶液中的蛋白质分子排列成有序的三维晶格的过程，处于沉淀和溶液之间。蒸气扩散法是蛋白质结晶最常用方法，原理是利用蛋白质溶液和沉淀剂溶液间的水分子扩散，降低蛋白质溶液的溶解度达到过饱和，促进蛋白质分子的成核和生长。此外，还有其他一些蛋白质结晶方法，如分批结晶法、液-液扩散法、透析法等。

（六）蛋白质晶体的衍射数据收集

蛋白质晶体衍射数据收集的目的是获得蛋白质晶体在 X 射线照射下产生的衍射图像，从而计算出蛋白质晶体的电子密度分布，进而推断出蛋白质的三维结构。蛋白质晶体衍射数据收集的过程包括以下几个方面：选择合适的蛋白质晶体，冷却蛋白质晶体以防止辐射损伤，调整蛋白质晶体的取向和位置，设置合适的 X 射线波长和曝光时间，收集和记录衍射图像，评估数据质量和完整性。蛋白质晶体衍射数据收集的效果和质量直接影响了后续的数据处理和结构解析的可行性和准确性。

（七）蛋白质晶体结构解析相关软件的安装与使用

Linux 系统因为其安全、稳定而被广大用户青睐，Ubuntu 是 Canonical 旗下的一款 Linux 系统，该系统操作与 Windows 相似，适合初学者使用，并且可以和 Windows 共存于计算机之中。从 Ubuntu 官方网站可以直接下载正版的 Ubuntu 系统，计算机配置需要稳定的系统，足够大的内存、硬盘和算力强的中央处理器。主要的晶体结构解析软件包括 CCP4 套件、Phenix 套件、XDS、Adxv 和 PyMOL，这些软件可以满足大多数蛋白质结晶解析的需求。

（八）晶胞参数和空间群的确定和理论计算

晶胞参数和空间群的确定可以通过实验方法或理论计算来进行。实验方法主要有 X 射线衍射、中子衍射和电子衍射等，它们利用不同类型的粒子与晶体相互作用产生的衍射图案来推断晶体的结构信息。晶胞参数和空间群的确定是晶体学中的一个重要问题，它们决定了晶体的对称性和结构。晶胞参数是描述晶体最小重复单元（晶胞）的几何尺寸和形状的六个数值，包括三个边长（a, b, c）和三个夹角（α, β, γ）。空间群是描述晶体内部原子或分子在空间中的排列方式的数学符号，它包括平移、旋转、反射和反演等对称操作。理论计算主要有密度泛函理论、分子动力学和蒙特卡罗模拟等，它们利用物理模型和数值算法来模拟晶体的能量最低状态和稳定构型。

（九）分子置换法和模型构建

分子置换法是一种常用的蛋白质晶体结构解析方法，它利用已知结构的类似蛋白质作为模型，通过计算和优化模型与实验数据的匹配程度，来推断未知结构的蛋白质的原子坐标。分子置换法的优点是不需要进行重原子衍射实验，可以节省时间和成本。分子置换法的难点是需要找到合适的模型蛋白质，以及处理模型与目标之间的结构差异。主要步骤如下：①根据已知的蛋白质序列，选择一个与目的蛋白具有一定同源性的已知结构的蛋白质作为搜索模型，或者使用同源建模软件构建一个近似的三维模型。②使用分子置换软件，如 PHASER 或 MOLREP，将搜索模型与实验数据进行匹配，得到搜索模型在晶体中的最佳位置和方向，以及初始的相位信息。③使用密度修正软件，如 DM 或 SOLOMON，对初始相位进行修正，消除搜索模型与目的蛋白之间的差异造成的偏差，得到更准确的电子密度图。④使用晶体图形软件，如 COOT 或 O，根据电子密度图对搜索模型进行修改和优化，添加或删除残基，调整侧链构象，修复错误的键长和键角等，得到更接近目的蛋白的结构模型。⑤使用精化软件，如 Refmac 或 Phenix，对结构模型进行精修，使之与实验数据更加一致，得到最终的蛋白质晶体结构和精化参数。

（十）蛋白质晶体结构的验证和提交

蛋白质晶体结构验证和提交是蛋白质晶体学研究的最后一步，一般包括以下几个步骤：①使用专门的软件工具对蛋白质晶体结构进行验证，检查是否存在原子位置、键长、键角、立体化学、水分子、配位键等方面的错误或异常，以及是否符合晶体学和统计学的标准。常用的软件工具有 MolProbity、Coot、Phenix、Refmac 等。②使用专门的软件工具对蛋白质晶体结构进行精修，根据验证结果对蛋白质晶体结构进行必要的调整和优化，提高其精度和一致性。常用的软件工具有 Coot、Phenix、Refmac 等。③使用专门的软件工具对蛋白质晶体结构进行注释，添加必要的生物学信息，如蛋白质名称、来源、功能、序列、突变、配体、金属离子等，以及实验方法、数据收集和处理参数、分辨率、R 因子等。常用的软件工具有 PDB-REDO、PDB-EXTRACT 等。④使用专门的软件工具对蛋白质晶体结构进行格式转换，将其转换为符合 PDB 标准格式的文件，以便于提交到数据库中。常用的软件工具有 PDB-REDO、PDB-EXTRACT 等。⑤使用专门的网站或软件工具对蛋白质晶体结构进行提交，将其上传到 PDB 或其他相关数据库中，完成注册和授权等操作。常用的网站或软件工具有 ADIT-NMR、OneDep 等。

四、主 要 应 用

蛋白质晶体结构解析是重要的科学研究方法之一，它可以应用于许多不同的领域。

1. 药物研究　通过解析蛋白质晶体结构，科学家可以研究蛋白质与药物之间的相互作用，进而优化药物的设计和开发。例如血液凝块药物普拉格雷的研制，离不开细胞外蛋白酶体原的晶体结构解析。

2. 酶催化研究　酶是许多化学反应的生物催化剂，可以降低化学反应的能量壁垒，从而促进化学反应的进展。解析酶的结构可以帮助科学家理解其催化机理。例如酪氨酸蛋白激酶的晶体结构解析，揭示了该酶的活性中心以及其与底物结合的方式，为药物设计提供了重要信息。

3. 生物学研究　解析蛋白质晶体结构也对生物学研究有很大的帮助。通过解析蛋白质晶体结构，科学家可以深入了解蛋白质的功能和相互作用，从而提高对细胞内复杂信号转导机制的认识。例如，根据核糖体晶体结构解析，科学家可以揭示 RNA 翻译的基本机制。

五、优 势 与 不 足

蛋白质晶体结构解析技术是目前最为常用的研究蛋白质空间结构的方法之一，它在蛋白质相关的研究中有着明显的优势：蛋白质晶体结构解析的分辨率可以达到亚培级别，可以提供高精度的结构信息；该技术可以提供三维结构信息，可以在原子、残基和结构水平上给出蛋白质结构的详细信息；蛋白质晶体结构解析的实验结果具有较高的稳定性，可以提供非常可靠的结构信息；该技术能够用于研究各种类型的蛋白质，包括膜蛋白和多肽等；晶体结构解析方法已经相当成熟，随着自动化设备和高通量平台的出现，它已成为高效且能够大规模应用于蛋白质学研究的方法。

第三节　总结与展望

传统的蛋白质晶体结构解析技术需要高纯度的蛋白质，且晶体生长条件比较苛刻，很难解析复杂蛋白质晶体结构。随着人工智能模型的推出，将以前所未有的准确性预测蛋白质晶体结构，也能预测更广泛的生物分子复合物的结构（包括蛋白质、核酸、配体等），以及生物分子之间的相互作用。蛋白质晶体结构解析技术广泛应用于生命科学领域，尤其在药物研发领域具有巨大潜力，精准的蛋白质结构使得科学家可以更快地筛选出候选药物分子，将加速药物研发过程。

第十二章　靶向肿瘤先导化合物的发现技术

第一节　肿瘤药物研发起点-靶点确立

一、概　　述

随着遗传学、基因组学、生物信息学、细胞生物学、分子生物学、肿瘤生物学等学科的不断发展和融合，新的技术和模型体系的建立推动并加速了抗肿瘤药物的发现和发展，如高通量组学技术发现新靶点，应用高通量细胞筛选先导化合物，抗原的表达纯化及 X 射线晶体技术等为靶蛋白表达及晶体结构解析奠定了基础。

在临床前小分子药物研发中，往往要经过靶点发现、苗头化合物、先导化合物的发现及优化，候选药物的临床前评价及临床研究等过程。

二、肿瘤治疗靶点

药物发现的起点是有能达到最佳药效的靶点。对于肿瘤药物的靶点来说，癌症的产生和发展过程与靶点的相关性及靶点的成药性显得至关重要。新靶点的识别和确认是药物研发的重要一环（见第五、六章）。随着全组基因高通量系统筛选技术的发展，人类从缺乏抗肿瘤药物靶点进入到大量新靶点产生的阶段。一般来说，抗肿瘤药物的最佳靶点为肿瘤细胞和正常细胞之间的差异。潜在的癌基因靶点可被分为激活的致癌基因（如 *RAS*、*RAF* 等）、失活的抑癌基因（如 *p53* 等）、失活后引起 DNA 修复缺陷的基因（如 *BRVA* 家族）、参与致癌通路的基因 [如 *HSP90*（编码分子伴侣热休克蛋白 90）] 和调控肿瘤微环境的基因等。

按照"依赖性"可将肿瘤基因靶点分为不同类型，如基因依赖，即肿瘤细胞在生长，发育等一系列过程中所依赖的基因、蛋白质或其他分子特征；协同依赖，即具有特定功能基因的缺失会诱发肿瘤细胞在其他药理学方面的调整；世系依赖性，指产生于某种组织或细胞的肿瘤有多种相同的特点，其中一些肿瘤会对某种细胞系产生依赖；宿主依赖，是组成肿瘤微环境的相关生理因子的识别，包括肿瘤-宿主细胞相互作用，这种相互作用往往促进了肿瘤的发生发展。另外，癌症细胞不间断复制的恶性状态使其高度紧张，应对这种压力产生信号通路也是癌症治疗的重要靶点。

研究表明，许多癌症拥有潜在的大量的致癌基因。如何通过合理的方式验证对肿瘤药物发现有直接影响的基因和靶点是必要的。过表达、突变、敲除技术、转基因小鼠模型等技术与模型促进了靶向药物的研发，如采用分子生物学技术。如基因组学、转录组学、蛋白质组学等，对目标细胞或组织的基因、RNA 和蛋白质进行分析，以确定可能的靶点；利用生物化学或细胞生物学技术，如荧光染色、蛋白质-蛋白质相互作用和功能实验等，验证预测的靶点和配体之间的相互作用；利用动物模型或体外试验，评估潜在靶点对疾病发病或治疗的相关性；利用药物筛选技术，如高通量筛选、结构活性关系分析等，寻找与潜在靶点相互作用的药物分子，从而进一步证明靶点的存在和作用。

三、靶点成药性

成药性是靶点的重要属性，成药性良好的靶点开发出药物的可能性更高。好的靶点须经过与疾病机制和成药性的双重考量。以癌基因为例，那些在癌症中发生突变、过表达或敲除时能引起癌症表型出现、消失，可从动物模型中发现出致癌活性，活性位点明确可实现高亲和力和特异性配体结合，口袋中配体的结合可改变可成药靶蛋白的活性或功能的靶点可认为是具有成药性的好靶标，另外接触面较小的蛋白质-蛋白质相互作用也可作为好的靶点。

识别靶点蛋白上是否有配体的结合位点可有两种方式：①通过观测 2D 或 3D 的蛋白质构象来辨别其上是否有合适的结合口袋。蛋白质的空间结构包括核心主体区域、溶剂接触界面和腔体区域，药物结合口袋一般位于蛋白质的腔体区域内。②通过蛋白质腔体表面的物理化学性质进行判断。可成药的蛋白靶点应当与配体化合物具有镜像（或互补）的物理化学性质。

第二节 可成药靶点的先导化合物发现技术

一、概　　述

在肿瘤药物研发的早期阶段，如何高效地找到与靶点具有高亲和力的类药物小分子，即苗头化合或先导化合物，是药物研发领域的一个重要起点和挑战。与其他类型的药物相似，抗肿瘤药物小分子药物发现的过程中往往要经历多次设计-合成-药效评价的多个循环，并且在优化结构时综合考虑药效、选择性、吸收/分布/代谢/排泄和毒性（ADMET）属性的全方位提升。

传统的药物筛选因缺乏成熟完善的药物发现途径，筛选和开发先导化合物需要时间、资源和成本的大量投入。随着计算机技术，分子生物学、药物化学等学科的发展，高通量药物筛选、计算机辅助药物设计、DNA 编码化合物库技等新技术的出现极大地加快了这一进程，并且已成为现代药物研发的重要手段。

二、抗肿瘤先导化合物的发现

先导化合物的来源往往包括内源性生物配体、现有药物、具有生物活性的天然产物、针对化合物库的高通量筛选或根据靶点结构的计算机虚拟筛选等。

1. 天然来源　有活性的天然产物是药物发现的重要来源和宝库。如可作用于细胞微管结构的红豆杉提取物紫杉醇，拓扑异构酶抑制剂喜树提取物喜树碱等。此外，有研究表明萜类、生物碱类、多糖类、挥发油类和多肽类天然产物等均能有效抑制肿瘤细胞生长。

2. 高通量药物筛选（HTS）　对数目众多（十万至上百万个）且具有化学结构多样性的小分子化合物库进行分子水平或细胞水平的高通量筛选是发现先导化合物的另一重要途径。高通量药物筛选的生化筛选体系包括荧光偏振、荧光共振能量转移等。基于亲和的筛选包括 MST、SPR 等。基于细胞的筛选方法包括细胞活力、报告基因和高内涵筛选等。

（一）理论基础与技术组成

高通量药物筛选一般在分子水平和细胞水平上开展。在分子水平上，小分子配体上的特定官能团与靶点上的特定位点结合，通过改变靶点功能发挥药效，相关筛选技术的理论基础均是根据靶点受体和化合物配体间相互作用的强弱筛选出具有较好亲和力的目标化合物。在细胞水平上，筛选体系的建立是基于观察化合物对细胞增殖活性的影响，该方法产生的生物效应是在整个细胞层面上获得的，即反映出整体细胞对药物作用的反应。典型的高通量药物筛选体系一般包含四大部分：

1. 高质量的化合物库　高通量药物筛选是在已知的化合物库中进行批量筛选。因此，拟筛选化合物的数量和化学结构多样性是决定先导化合物有效发现和数据可信度的重要因素，化合物库一般从大型商业公司购买化合物、利用组合化学原理合成或传统化学合成等来建立。

2. 快速检测技术的建立　微量化和时效性的实验体系是节省实验成本的关键，快速检测方法已成为高通量药物筛选的技术核心。

3. 自动化的开发及应用　自动和批量处理技术的应用程度决定高通量药物筛选的效率。样品的添加、稀释、转移、混合、孵育、检测等操作的自动化可以极大地提高测试速度、降低成本、增加实验的可信度和减少人员操作引起的误差。

4. 数据的采集与处理 计算机系统的应用和数据库应用可以满足整个高通量药物筛选的要求，并使得数据的统计和快速查询成为可能。

（二）高通量药物筛选模型的建立

1. 靶点筛选模型 疾病的发生是受体异常表达的外在表现，这些异常表达的受体即为药物筛选的靶标，建立相关受体细胞模型，从化合物库中寻找能与受体高度结合的抑制剂，从而抑制疾病的发生。

2. 报告基因筛选模型 报告基因筛选模型是利用基因工程技术将疾病相关基因与报告基因相嵌合并导入模型细胞，通过检测该基因表达的变化来筛选有效药物。

3. 高通量药物筛选的细胞模型 高通量药物筛选的细胞模型按照作用模式不同可以分为针对细胞内部靶点的筛选和基于细胞活性或者功能变化的筛选。其中对细胞内部靶点的筛选需要充分了解靶标的生物学功能及其对应的检测方式；基于细胞活性或功能的筛选则是通过检测细胞毒性、细胞增殖、细胞周期等特性反映药物对整体细胞的作用。

细胞筛选的优点是细胞处于悬浮液中，化合物可与细胞生长或生理有关的因子及细胞膜长期相互作用，有利于发现多作用靶点的化合物。常用的基于细胞整体水平的表型分析法有细胞增殖活性检测、细胞分泌物的测定、细胞基因表达的变化等。

（1）细胞增殖活性检测：将不同浓度的药物与特定细胞株在一定条件下共培养，通过检测增殖细胞数评估药物活性，是化合物体外筛选的基本实验之一。细胞培养及检测细胞增殖的方法参见第二章。

（2）细胞分泌物的测定：单核细胞、免疫细胞等肿瘤坏死因子和白细胞介素等的定量测定在与炎症相关的化合物筛选研发中运用相当广泛，可采用乳酸脱氢酶（LDH）分析、ELISA、时间分辨荧光共振能量转移（TR-FRET）、流式细胞术进行测定。

（3）细胞基因表达的变化：一些疾病的发生往往预示着基因表达异常。检测基因表达量是药物筛选的重要方式。可通过报告基因分析技术对基因表达量进行分析。

4. 类器官模型 具有自我更新、增殖及分化潜能的肿瘤干细胞被认为是肿瘤产生异质性的重要诱导因素之一，与肿瘤发生发展密切相关。因此肿瘤类器官在药物筛选、药物毒性评价、研究肿瘤发生发展机制方面有着独特的优势，是目前最优选的肿瘤药物筛选工具。

5. 整体动物模型 由于动物具有完整的生理结构和代谢系统，可以客观直接地反映出药物的疗效、代谢及毒副作用。有些药物虽然在细胞和类器官模型中活性较好，但在动物模型中受到代谢等影响，生理活性往往大幅降低。基于动物模型筛选的数据具有重要的参考价值，然而低效率和高成本是限制动物模型应用的主要因素。

（三）高通量药物筛选关键参数及指标描述

1. 量效曲线（最大半数抑制浓度，IC_{50}） 在测试化合物是否具有预期的生物活性时，应首先确定化合物与靶标的结合能力。一般来说，先以固定的浓度进行首轮检测以滤去活性低于检测指标的化合物。在随后的测试中，往往需选用不同浓度的化合物进行重复检测（一般需 8~12 个浓度，彼此相隔 1/2 对数浓度）。理想的化合物应与靶标表现出具有浓度成比例的作用。以测试化合物的浓度为 X 轴，测定结果为 Y 轴作图即可得到量效曲线（图 12-1）。通过比较量效曲线即可评估不同化合物的活性强弱。在具体的实验中，往往用最大半数抑制浓度（IC_{50}，即最大测定信号被抑制至 50% 的化合物浓度）作为评价化合物活性的量化标准。然而该数值并不直接代表待测物与靶标的亲和力，仅代表在设定的检测中将最大信号降至 50% 的能力。然而在使用时需注意该值受检测性质、测定条件的影响有较大波动，在比较时需明确具体的检测方式。

2. 解离常数（K_d）和抑制常数（K_i）　化合物发挥药效的条件是要和靶标有足够的亲和力。结合常数（如解离常数和抑制常数）是分子间相互作用强度的量度，通过比较化合物与靶标之间的结合常数来评价其与靶标的结合能力。其中 K_d由化合物（L）、靶点（P）及两者形成复合物的浓度计算得到，通俗来讲就是靶标结合位点被占据时所需配体的浓度，K_d 越小，化合物与靶点之间结合作用越强。

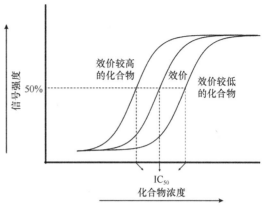

图 12-1　通过测定不同浓度化合物所引起的信号变化，评价不同化合物的生物活性

与之相似，K_i 也是由化合物（L）、靶点（P）及两者形成复合物的浓度计算得到，即一半靶蛋白与化合物结合时的浓度。K_i 值越低表示化合物的结合能力越强。该值与测试条件无关，是化合物抑制特定靶标的真实评价，可评价不同测试条件下化合物的生理学效能。

3. 亲和效能　在靶标有原始配体时，其产生的最大效应为100%，待测化合物产生该效应的50%所需的浓度即为 EC_{50}，其测试方式和 IC_{50} 相似。

（四）高通量药物筛选

高通量药物筛选的结果很大程度上取决于检测方案的设计和仪器设备的选取。在进行高通量药物筛选时应综合考虑实际的实验需求、测试仪器的优缺点确定合理的实验方案。本部分将对常用的一些检测手段做简要介绍。

1. 生化筛选系统　生化筛选是利用纯化的重组靶蛋白，在体外测定配体小分子的结合或酶活性的抑制。荧光检测技术是利用荧光特性检测化合物活性的方法，将目的靶标用荧光基团标记后，化合物与靶标的相互作用引起荧光信号的改变，可推测药物与靶标的作用模式。常用的荧光检测方法有以下几种：

荧光成像技术：该技术能同时并在亚秒时间内记录每个样品的动态变化。如高内涵筛选（high content screening，HCS）技术本质上是一种高通量显微镜技术，可以读取不同放大倍数的四色荧光，其能自动收集生长在多孔板中的细胞发光或荧光图像并自动分析以确定所选择的可测量特征，并且使用定量图像分析工具提取特征并将其转换为数据信息，可实现目标靶点的定位和易位、受体内化、蛋白质水平和共定位等测试。

荧光偏振（fluorescence polarization，FP）是高通量药物筛选的常用技术，其理论基础是分子大小引起的光偏振程度不同。当用平面偏振光激发荧光标记的体积较小的化合物，快速的分子运动导致荧光信号发生去偏振化。但当化合物结合一个比之大得多的分子（如靶蛋白）时，分子运动速度变得较单独化合物慢，发射光偏振程度高（图12-2）。将发射光偏振和去偏振的程度予以量化，即可测量分子间如蛋白质 - 蛋白质/抗体/小分子的相互作用强度（测试方法参见第六章第四节）。

荧光共振能量转移（FRET）是广泛用于药物筛选、生物大分子相互作用、免疫分析等方面的荧光技术。其理论基础是荧光供体受激发后将发射的能量转移到荧光受体的现象。该方

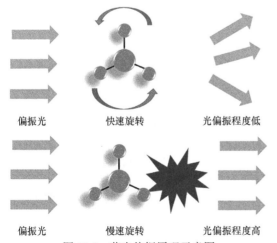

图 12-2　荧光偏振原理示意图

法可检测靶蛋白与化合物配体的结合能力，当化合物与靶标靠近并结合时，分子间的相互作用可导致配体或受体上连接的荧光基团发生发射光强度或者波长的变化。应注意 FRET 的产生条件为靶标（或化合物）连接荧光基团的发射光谱与化合物（或靶标）连接的荧光基团的吸收光谱需重叠且靶标与配体化合物足够接近。

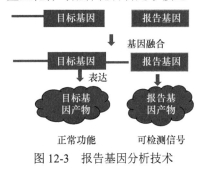

图 12-3　报告基因分析技术

2. 报告基因分析技术　差异基因表达在维持细胞稳态方面有着重要的作用，如果失调将会导致疾病的发生，通过报告基因分析检测基因表达已经成为药物筛选的重要手段。将天然基因的表达与非天然基因（报告基因）的表达偶联，能增加（或降低）目的基因表达的化合物，可用于检测化合物对天然基因表达的影响（图 12-3）。

3. 其他测试手段　表面等离子体共振、微量热涌动及等温滴定量热法是测量靶点蛋白与待测小分子化合物亲和力的一类方法，广泛用于药物筛选。基于抗原-抗体高度特异性和结合强度的 ELISA 也用于高通量药物筛选。将抗原或者抗体固定在固相载体上，再加入酶偶联的一抗或者二抗与之形成复合物，利用酶催化反应的信号值来体现抗原或抗体的量。工作原理及操作参见本书第五章。

第三节　不可成药靶点的肿瘤先导化合物发现技术

药物设计尤其是抗肿瘤药物设计是一个极具挑战性的科学领域，一般希望通过小分子靶向蛋白质来干扰某些生化反应或途径。像高通量药物筛选技术对于那些通过蛋白质-蛋白质相互作用发挥作用的靶标而言仍不是很好的选择，许多靶蛋白往往超出了经典配体设计的可能性。即不可成药，其结构特点有：①功能界面大而平坦，缺乏明确的配体结合口袋；②非催化性蛋白质-蛋白质相互作用功能模式；③较少研究的靶标晶体结构；④缺乏催化活性中心；⑤结合位点无特异性；⑥存在金属离子；⑦适应性构象改变的需求；⑧靶点为疾病抑制剂，开发的药物需要激活靶点活性。典型的不可成药靶点主要有 p53、RAS 家族蛋白、MYC、抗凋亡 Bcl2 蛋白家族及无序蛋白等。

新分子实体是指具有某种生物活性的化学结构，由于其活性不强，选择性低，吸收性差，或毒性较大等缺点，不能直接药用。但作为新的结构类型和线索物质，对其进行结构变换和修饰，可得到具有优良药理作用的药物。近年来，随着药物研究的深入开展，可克服难成药局限性的新分子实体逐渐涌现，如随着靶向降解分子和显示技术等非常规药物发现方法的进展而开发的蛋白质水解靶向嵌合体、共价药物、约束肽、靶向 RNA 药物非常规药物等。如今更多新技术及新机制的发展，也为攻克"不可成药"靶点带来更多的新思路。

一、非常规药物类型

（一）蛋白质水解靶向嵌合体

1. 基本原理　蛋白质水解靶向嵌合体（proteolysis-targeting chimera，PROTAC）是具备双重功能的杂合小分子，包括靶蛋白配体、连接子及 E3 泛素连接酶配体。进入细胞后，PROTAC分子可与特定靶蛋白配体结合，同时，E3 泛素连接酶配体的另一端可以招募 E3 泛素连接酶，从而形成"三体"聚合物。而 E3 泛素连接酶则能够介导泛素结合酶 E2 对目标蛋白配体进行泛素化。蛋白酶体识别并降解经泛素标记的目标蛋白（图 12-4）。传统小分子药物需要明确靶蛋白的内在作用位点和机制，而 PROTAC 则可忽略靶蛋白本身结合位点，直接将靶蛋白泛素化标记后降解即可。

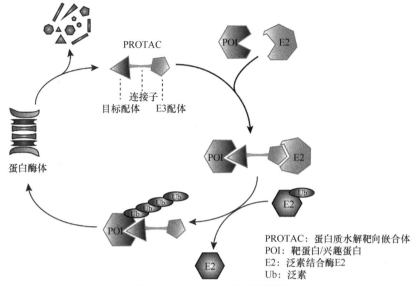

图 12-4　PROTAC 技术原理图

2. 优势与不足　虽然这种作用基于的是 PROTAC 与靶蛋白的之间高的选择性及相互作用，但真正的生物学功能的发挥是基于 E3 泛素连接酶启动的蛋白水解机制，为难成药靶点的肿瘤药物开发提供了新的可能性。该法的独特之处在于只要配体与蛋白质表面任意结合位点具有足够高亲和力，都是 PROTAC 设计的良好起点；而该位点本身不需要与生物学功能相关。该技术较传统小分子药物、单克隆抗体药物、小干扰 RNA 药物等有更多的优势（表 12-1）。

表 12-1　PROTAC 与传统药物之间的比较

比较内容	传统小分子药物	单克隆抗体药物	小干扰 RNA 药物	PROTAC
是否能结合细胞内靶点	是	否	是	是
全身给药	能	能	否	能
组织穿透性（强、弱）	强	弱	弱	强
靶向支架蛋白（是、否）	否	是	是	是
清除致病蛋白（是、否）	否	否	是	是
口服生物利用度（高或低）	高	低	低	高
是否易于开发高效/高选择性药物	否	是	是	是
催化机制是否明确	否	否	是	是

由于 PROTAC 是一种类似哑铃形的有三部分的功能化合物，分子量一般为 700～1200，这使得它们的透膜能力与生物利用度有限，在合成难度、成本及体内药效验证方面仍有无法攻克的难关。

除了泛素-蛋白酶体系统外，溶酶体靶向嵌合体（LYTAC）和自噬靶向嵌合体（AUTAC）是利用内源性降解途径来实现靶向蛋白质降解。与靶向细胞内蛋白的 PROTAC 不同，LYTAC 专注于细胞外或膜结合蛋白。AUTAC 能够降解体积较大的靶标，包括蛋白质聚集体及受损或功能失调的细胞器。除此之外分子胶降解剂是一种目标特异性降解剂，可促进 E3 泛素连接酶与目标蛋白的结合，但由于没有连接基团，往往具有更小的分子量和更好的成药性，有着广阔的应用前景。

（二）共价药物

共价药物是由于具有亲核活性基团的蛋白质大分子与具有亲电活性基团的药物小分子结合生

成共价键，即和靶点之间存在共价相互作用的药物叫作共价药物。靶向共价药物首先与配体口袋非共价结合，可产生共价结构的亲电活性基团位于目标亲核活性残基附近，随后配体的亲电活性基团和靶点目标氨基酸发生共价结合。共价药物一般在较低的剂量下即有较强的生物活性，并可克服内源性底物的竞争，具有较好的药代动力学性质，显著延long疗效时间。

富含—OH、—SH、—NH$_2$等亲核活性的官能团的蛋白质本质上可以作为亲核试剂，共价结合的含有迈克尔（Michael）受体，环氧、卤素等亲电性官能团的化合物可作为亲电体，二者之间相互反应生成新的共价键，构成共价结合作用（图12-5），可根据靶点和配体的结构进行合理设计。

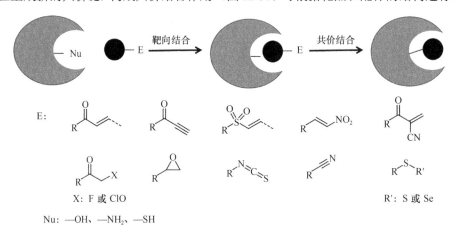

图 12-5　共价药物结合机制图和常见活性官能团结构

虽然共价药物的开发逐渐成为药物研发领域中一大重要策略，然而，一旦其选择性不够强，与其他不相关的蛋白质不可逆结合后会产生严重的毒副作用。设计高度特异性结合靶点的先导物以解决脱靶效应引起的毒性问题是首选方案。

二、多 肽 药 物

多肽是另一类药物形式，由于其尺寸介于小分子与生物大分子之间，中等的细胞渗透性和更大的接触面积可保证其具有较强的特异靶向性，在蛋白质-蛋白质相互作用（PPI）难成药靶点药物的开发上具有广阔的前景。未与靶点结合的多肽通常是高度非结构化的，在溶液中很少以固有的二级结构存在，造成多肽药物口服生物利用度低、代谢稳定性差、膜渗透性差，应用受到限制。通过引入环状结构，约束多肽的构象变化，合成具有更好稳定性和药代动力学行为的约束肽是目前该技术的优化方向。约束肽的形式主要包括装订肽（stapled peptide）和环肽两种。

（一）装订肽

装订肽的合成通常采用Fmoc-固相多肽合成方法制备装订肽（图12-6），所得装订肽通过制备型反相HPLC进行纯化，纯度通过分析型HPLC和质谱法进行确认。装订肽通过固定特定氨基酸侧链的方法，提高了α螺旋肽的构象稳定性，与靶蛋白的亲和力、代谢稳定性和透膜性，使其具有更稳定、优异的性能，如特异性结合强，难被蛋白酶识别并水解，在生物体内半衰期长等优点。

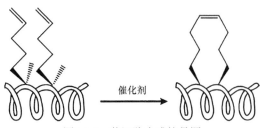

图 12-6　装订肽合成简易图

（二）环肽

将线性肽环化可提高多肽结构的分子内氢键，降低与外部环境形成氢键的能力，降低多肽的极性，增加多肽的膜渗透性。环化得到的结构也会减少极性表面积，带来细胞通透性的增加。环肽通常是通过头尾、头侧链或侧链到侧链的环化反应来产生的（图 12-7）。

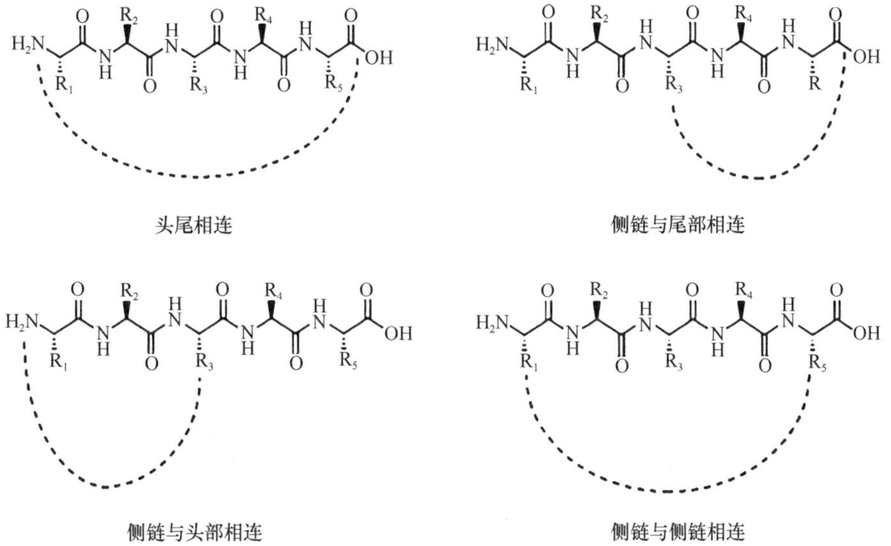

图 12-7 环肽合成示意图

三、蛋白质类药物

蛋白质类药物具有更大的界面和多价表位，可有效阻断传统意义上不可成药的 PPI，以抗体为代表的蛋白药物正稳步发展为一类具有临床意义的治疗实体。例如，曲妥珠单抗（赫赛汀）靶向 HER-2 用于治疗乳腺癌，而阿达木单抗结合并抵消 TNF-α 以抑制炎症和缓解类风湿关节炎。另外，针对肿瘤免疫检查点（如抑制 PD-1/PD-L1）的深入研究产生了包括纳武单抗和帕博利珠单抗在内的抗体疗法，将肿瘤治疗带入了新的篇章。抗体为不可成药的靶点的治疗提供了新策略。如抗体药物偶联物（ADC），例如曲妥珠单抗（emtansine），由曲妥珠单抗（抗 HER-2 IgG1）与 DM1（美坦辛衍生物，微管抑制剂）通过硫醚连接构成，用于治疗 HER-2 阳性乳腺癌患者。又如双特异性抗体，尤其是双特异性 T 细胞接合剂（BiTE），能够靶向性激活自身 T 细胞杀伤肿瘤细胞。然而，基于抗体的药物有其固有的局限性，分子量大（IgG 约 160000）和组织渗透性差极大降低了它们在细胞溶质药物靶点中应用的可能性。高效递送技术和小尺寸抗体模拟物（如 scFv 和纳米抗体）的发展可以提高它们在治疗不可成药靶点中的应用。

第四节　不可成药靶点的药物发现技术

尽管高通量筛选技术的发展促进了药物的发现，但其在靶向不可成药靶点方面的成功率较低。这对于针对缺乏明显配体结合口袋或类似物的不可成药靶点的治疗尤其重要，迫切需要开发新的药物发现技术。

一、生物展示技术

生物展示技术是开发高亲和力的生物分子（如蛋白质、肽和核酸）的有效方法。其原理是使表达的多肽以融合蛋白形式展现在核糖体、病毒或细胞表面，保持相对独立的空间结构和生物活性。借以研究多肽的性质、相互识别和作用，筛选特定功能的多肽结构，实现蛋白质的固定化和定向进化。例如，组合抗体库的核糖体展示中产生的西妥昔单抗就是一种靶向 EGFR 的嵌合单克隆抗体。展示技术还用于研究不可药物靶标 KRAS 和 p53 的高亲和力结合的分子。

二、基于靶点的药物垂钓技术——DNA 编码化合物库

DNA 编码化合物库（DNA-encoded library，DEL）基于组合化学的原理，利用"均分混合"策略实现百万个以上化合物库的构建，库中每一个化合物通过独特的 DNA 序列标记。将该化合物库与靶蛋白进行亲和筛选，获得能够与蛋白质有效结合的化合物的集合。将集合化合物的 DNA 序列通过 PCR 扩增后经二代测序技术进行解码，即可得到与靶蛋白结合的化合物分子结构。相较于传统的高通量筛选方法，DEL 技术不仅能实现同时对多个或同一靶蛋白的多个条件进行筛选，且在化合物库规模、筛选效率等方面还有独特的优势。

（一）DEL 编码化合物的合成

DEL 分子由小分子结构、DNA 序列和连接子三部分组成。目前常见的 DNA 编码化合物库是通过经典组合化学方法——拆分和合并原理进行合成和搭建（图 12-8）。这种合成方法让每一个被特异性标记的分子积木相互反应，最终合成出较长的具有独特 DNA 标记的 DEL 分子。该技术基于遗传学和有机合成实现了化合物在生物系统的检测，让筛选效率和命中率有了极高的提升。

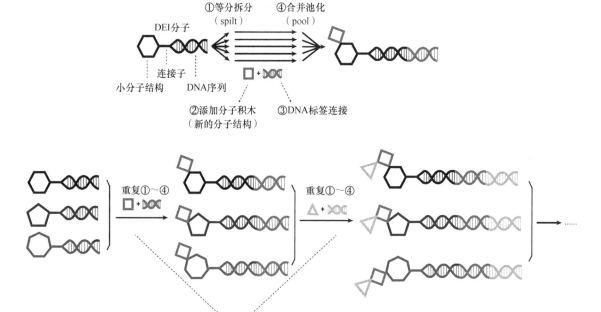

图 12-8　DEL 合成方法原理示意图

（二）基于 DEL 的药物筛选

DEL 筛选是基于靶点（蛋白受体）与小分子（配体）之间产生亲和力强弱的高通量筛选方法，DEL 方法可比作药物"垂钓"，当固定的靶点（"鱼饵"）与 DEL（"鱼池"）充分反应时，亲和力强的分子便能够被钓起来，而亲和力弱的分子则仍在"池子"当中，因而被垂钓上来的分子具有成为苗头化合物的潜力。该受体结合筛选试验简洁易行，操作流程如下（图 12-9）：

1. 固定靶标且验证固定化效率（预实验）；固相可以是溴化氢活化琼脂糖或磁珠，它们可以共价偶联蛋白或附着带 His-、Flag-或生物素标记的蛋白。
2. 固定化靶标与 DEL 共同孵育、充分反应，筛选出与靶点高亲和的化合物。
3. 清洗，洗去未结合的分子。
4. 洗脱并富集与靶点结合的小分子，只保留结合的化合物。

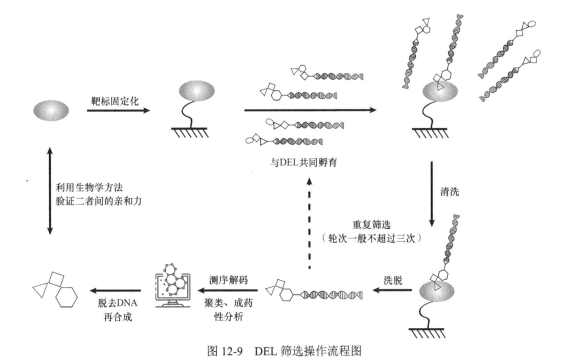

图 12-9　DEL 筛选操作流程图

5. 扩增 DNA 序列并测序解码得到输出结构信息，鉴定富集的化合物并进行聚类、成药性分析。

6. 通过重新合成不含 DNA 的化合物确认是否能结合；解码出与靶蛋白相结合的小分子后，通过构建文库时的合成路线和方法进行重合成，进行进一步的亲和质谱分析，从而鉴定其配体结构，可极大降低假阳性的概率，得到真正与靶蛋白结合的配体。

为了提高结合分子的丰度保证筛选效果及减少背景噪声，通常需要几轮的筛选，一般来说，最多三轮便可获得与靶点亲和作用强的小分子化合物的留存量。对得到的配体进行生物化学、生物物理学分析，并结合其物理信息、毒性官能团等性质，进一步筛选出分子量大小合适、无明显毒性基团、有较强家族信息的分子，改造后进一步提高其活性、选择性及成药性。

DEL 技术具有性价比高、可行性强、化学空间庞大、筛选效率高、蛋白需求量低等优点，然而它也存在着可兼容 DNA 的化学反应较少及化学合成难度较高，成本较大，缺少有良好活性的天然产物，靶标需固定等局限性。

第五节　虚拟高通量筛选技术

一、概　　述

虚拟高通量筛选是计算机辅助药物设计的核心技术之一。它可降低实验操作筛选化合物数目，缩短筛选周期，节约筛选经费。虚拟筛选按照筛选方法可分为基于受体的虚拟筛选（structure-based virtual screening，SBVS）和基于配体结构的虚拟筛选（ligand-based virtual screening，LBVS）。SBVS 主要是指基于分子对接的虚拟筛选方法，是根据受体靶点的三维结构，用理论计算方法或分子模拟方法得到生物大分子，尤其是其活性部位或结合部位的具体结构信息，如静电作用、疏水作用和氢键作用等的分布情况，用于先导化合物的筛选。LBVS 是通过分析已知药物活性化合物的结构、理化性质与生物活性，建立合理的筛选条件，搜索小分子库，例如基于药效团模型的虚拟筛选。

二、基于受体的虚拟筛选（分子对接）

分子对接是在靶蛋白的结合位点处放置小分子，按照能量和空间匹配原则实时评价二者的相

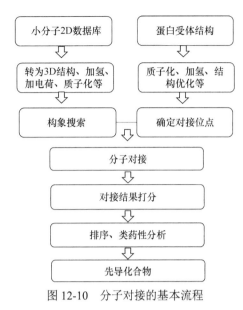

图 12-10 分子对接的基本流程

互作用，寻找它们作用的最佳结合构象的过程。分子对接的基本流程见图 12-10。

1. 靶蛋白及二维小分子化合物的预处理 小分子化合物和靶蛋白的三维结构是分子对接中必需的输入数据。靶标的三维结构大多可在 PDB 检索，若有多个结构，需根据靶标氨基酸序列、长度、分辨率、是否具有原始配体进行合理挑选。如果靶蛋白结构未知，也可根据与该靶蛋白相关的生物大分子的晶体数据进行同源建模得到预测结构（第十一章）。常用的虚拟化合物小分子库有商业化合物库、Pubchem 和 Zinc 化合物数据库等（也可根据需要建立自己的化合物库）。预处理过程包括将二维小分子化合物转化成三维结构、添加氢原子、电中性、删除溶剂分子等一系列操作。

2. 确定活性位点 活性位点，即靶蛋白上能够与配体结合的、具有生物活性的部位。一般可通过已有配体的蛋白质晶体结构判定，或通过可进行位点搜寻的网站或分子对接软件确定。若前期实验中已经对靶点进行了特定氨基酸突变确定了活性氨基酸，则可选择包含该氨基酸的口袋作为对接位点。

3. 对接 将小分子对接到靶蛋白的活性位点处，对小分子的位置、取向，以及构象利用构象搜索进行计算，寻找小分子配体与靶蛋白的活性位点处结合形成低能构象的过程。

4. 打分排序 即对每一个小分子与靶蛋白的结合模式进行打分，根据打分值对小分子进行排序。在分子对接过程中，打分函数主要功能是从小分子配体和靶标分子的结合模式中识别出最佳结合模式，根据打分排序选择最合适的候选小分子配体进行更深层次的实验研究。

5. 命中化合物处理 通过计算分子的类药性（如吸收、分布、代谢等）的预测或类药性规则，排除不具有类药性的分子，对适合成药的分子进行购买、合成等以开展后续工作。

三、基于配体结构的虚拟筛选（药效团搜寻）

与其他种类的药物发现一致，基于配体分子的抗肿瘤药物结构设计，即在没有蛋白质靶点三维结构的条件下，通过总结归纳一系列结构相似的小分子的结构和活性之间的关系，得到三维构效关系模型（第十三章）从而用于预测受体的空间结构，通过预测构型进行虚拟筛选，得到先导化合物；对所得到的先导化合物经过设计和反复优化，把活性最强的先导化合物列为候选药物。该部分与其他药物发现在流程上并无明显差异，故此部分不再赘述。

第六节 总结与展望

随着近年来肿瘤相关领域的蓬勃发展，人们对肿瘤发生的本质的认知拓展到细胞内信号转导通路的失调，由此带来的重大转变体现在抗肿瘤药物研发理念上——针对肿瘤细胞内异常信号系统靶点的特异性新一代抗肿瘤药物的研发。

先导化合物是创新药物研究的关键一环。除了本章提到的先导化合物的发现途径外，还有以现有药物的副作用、代谢产物及活性内源物质等发现先导化合物的方式。将不同的发现手段联合使用将极大地加快先导化合物的发现进程。在成功筛选中，无论采取了何种方式，都会得到一个化合物集合，需要对这些化合物开展进一步筛选以确定其有效性。

第十三章　从先导化合物向临床候选药物优化技术

第一节　先导化合物靶点选择性和成药性评价

当通过高通量筛选得到了满足靶点活性的先导化合物后，其靶点选择性和成药性将是重点考察的内容（图 13-1）。在正常的生理活动中，专一的生理功能往往需要高选择性的调控来实现。然而在实际上，具有调控功能的蛋白质在结构上通常具有一定的同源性和相似性，这会令化合物的靶点选择性有所降低，由此造成的脱靶效应引起的毒副作用会是后期研究的巨大障碍。

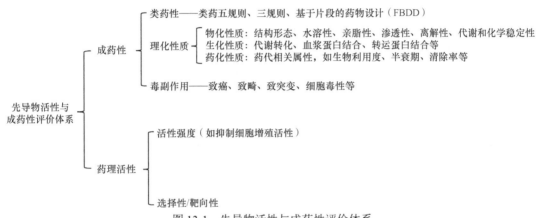

图 13-1　先导物活性与成药性评价体系

除了靶向性评价外，理化性质同样是决定化合物是否可进入下一研发的关键因素。先导化合物的结构决定了其理化性质，如水溶性、酸碱性、构象等方面，并影响其在体内的吸收、分布、代谢和排泄。

一、活 性 评 价

为探索先导化合物对病变细胞增殖的抑制作用和细胞对药物的耐受程度，一般选择细胞毒性实验来检测先导物的药效（第十二章）。由于很多化合物是泛筛选干扰化合物（pan-assay interference compound，PAINS），应使用生物物理学方法进一步检测 K_d，以验证及确认先导化合物的靶向性。广泛应用的生物物理学方法包括表面等离子体共振（SPR）、微量热涌动（MST）、等温量热滴定（ITC）（第六章）。

二、成 药 性

成药性表示的是一个理想药物应具有的基本特性和先决条件，反映了药物的理化性质（如分子量、脂溶性等）和结构特征（如环结构、可旋转键数等）。其中"利平斯基五规则"（Lipinski's rule of 5）是目前应用最广泛的类药性评价指标。药物化学家们后来将 Lipinski 五规则简化为三规则并进行了拓展（表 13-1），该规则仅限于评价小分子类先导化合物。

表 13-1　三规则与五规则

变量	三规则	五规则
脂水分配系数（即化合物在正辛醇和水中分配系数的对数）	≤3	≤5
氢键受体数（氧原子和氮原子数量总和）	<9	<10
氢键供体数	≤3	≤5
分子量	≤300	≤500
可旋转数	≤3	≤10
极性表面积（PSA）	≤60	≤140

化合物的物理化学（物代）性质是其化学结构的外在体现，一般包括：

1. 结构形态　比如晶体结构、非晶态、多晶状态等对溶解性和稳定性有很大影响。

2. 水溶性　药物若要很好地作用于靶点，需在体液中达到足够的浓度。水溶性是指药物在体液中的溶解速率和溶解度，决定药物是否容易通过细胞膜和被吸收。脂溶性指物质在脂相中的行为，脂溶性强的化合物可以更快地通过细胞膜。相反，脂溶性较强的化合物其水溶性就相对较差。

3. 亲脂性　脂水分配系数即物质在正辛醇和水相达到浓度平衡时的比值，是寻找化合物行为模式或生成定量构效关系（QSAR）时需要考虑的重要指标，通常用 $\log P$ 和 $\log D$ 来表示。

4. 渗透性　指化合物穿透细胞膜的能力。具有较强生物活性和选择性的先导化合物若不能通过生物膜，那它就无法到达靶标发挥药效。

5. 离解性　指物质在介质中带电的能力，和自身的渗透性和水溶性具有相关性。当化合物中存在碱性和酸性基团时，溶于水或缓冲液中时，会以离子形式存在，并与溶液中的中性分子相互平衡。

6. 代谢和化学稳定性　是物质在不同环境下发生化学反应变化的能力。

三、药代动力学性质

药代动力学（PK）是药物发现过程中至关重要的一部分，它反映了药物随时间变化的理化性质的处理规律，是影响药物疗效的重要指标。因此，物理化学和生物化学性质是药代动力学性质的基础和本源，药代性质又是二者的综合最佳体现。药代动力学性质中如生物利用度（F）、半衰期（$t_{1/2}$）、曲线下面积（AUC）、清除率（CL），以及血浆蛋白结合率（%）和药物-药物相互作用等都是十分重要的参数和药物代谢特性。

四、毒 副 作 用

毒副作用是药物特性的一部分，由于药物的特异靶向性不佳，与非靶标（off-target）分子相互作用导致的负面结果。从分子的总体构造来看，分子的独特构象使其能够与不同的目标分子相互作用，从而造成引发致癌、致畸和基因突变等情况出现。

第二节　先导化合物优化策略

先导化合物的发现仅仅是药物研发的第一步，了解先导化合物的缺点和存在的问题，确定优化目标，制订合理的优化路线是提高药物成药性，加快新药研发进程的关键环节。目前已发展出多种结构优化策略，通过封闭代谢位点、增加空间位阻和生物电子等排等方式改善药物代谢稳定性、血浆稳定性和清除率以提高先导化合物的生物利用度，延长作用时间；去除分子中的"警惕结构"以降低先导化合物的毒性；通过构象优化和分子简化改善药物溶解性等。

（一）封闭代谢位点

代谢是多数药物从体内消除的方式，可分为Ⅰ相代谢（氧化、水解和还原反应）和Ⅱ相代谢（结合反应）。对代谢位点进行封闭是提高先导化合物代谢稳定性、降低毒性的重要策略。如苯环对位具有氢原子的亲脂性化合物主要通过肝脏 P450 酶氧化，该反应产物随后通过结合反应转化为水溶性更好的化合物。将氟、氯、氰基等基团引入该类化合物苯环对位可封闭位点，从而改变代谢途径，例如，氟原子取代可封闭易氧化代谢的位点，选择性地阻止氧化代谢的发生（图 13-2A 和图 13-2B）；在酚羟基的邻位引入氰基可减少化合物与葡萄糖醛酸的结合（图 13-2B）。此外，氘（deuterium，D）是氢的一种稳定形态同位素，根据动力学同位素效应（kinetic isotope effect，KIE），C—D 键比 C—H 键更为稳定，不易断裂，因此在代谢活性位点引入氘原子也可延长药物的体内作用时间（图 13-2C）。

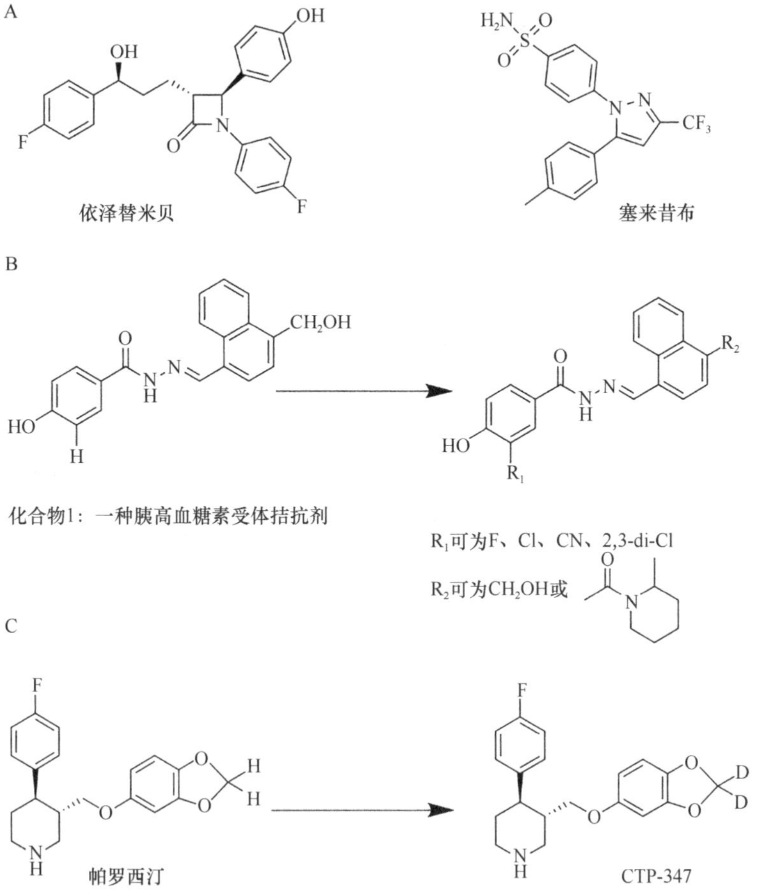

图 13-2　封闭代谢位点代表药物

A. 引入氟原子封闭代谢位点；B. 引入氟、氯和氰基封闭代谢位点；C. 引入氘原子封闭代谢位点

（二）生物电子等排

生物电子等排体一般是指一类拥有近似分子形状、体积和构象，相似电子分布（电荷、偶极和极化度等）、物理特性和化学反应活性的化合物或基团，能够对相同的生化相关体系发挥作用并产生彼此相关的生物效应（表 13-2）。合理利用生物电子等排原理对先导化合物进行改造可改善药代动力学性质、降低毒性、提高合成效率。

表 13-2　生物电子等排体分类及示例

经典生物电子等排体	相关电子等排体
一价原子和基团类	—F、—CH₃、—NH₂与—OH；—SH与—OH；—Cl、—Br、—CF₃与—CN；—F与—H
二价原子和基团类	—COO—与—CH₂—、—O—、—NH—、—S—、—CONH—
环内等排体	—CH=CH—、—S—、—O—与—NH—
芳香环类等价体	

非经典生物电子等排体	相关电子等排体
羟基	—OH、—NHCOR、—NHSO₂R、—CH₂OH、—NHCONH₂、—NHCN、—CH(CN)₂
羰基	
羧基	
酯基	

（三）成盐修饰、引入极性基团及构象优化

先导化合物的水溶性可在较大程度影响其类药性，较差的水溶性使得化合物的暴露量降低，导致给药剂量增大，毒副作用增加，对于具有一定酸碱性的药物分子，成盐修饰可增加其离子水合能，提高水溶性。在成盐过程中，成盐离子的解离常数（K_d）与药物分子的 K_d 差值越大，成盐过程越容易，所生成的盐的稳定性也越好。常用的成盐离子是氯离子和硫酸盐等。在不影响化合物活性和安全性的基础上恰当引入极性基团可增加水合作用和离子化过程，促进化合物的溶解。当分子中芳香体系占比较大时，可通过减少不影响化合物其他性质的芳香环或者引入多个极性片段来调节化合物的水溶性。此外，平面型分子间的紧密堆积和π-π作用常导致较差的水溶性，通过增加共轭体系间的位阻、改变稠环体系的电性和引入平面外取代基来优化构象，可以干扰分子的平面性，增加化合物的溶解性。

（四）拼合原理

拼合原理是指将两种及以上先导化合物或药效基团经共价键连接缀合形成孪药（twin drug），在体内经代谢后发生分解，从而产生药理活性的联合效应并降低毒副作用，可作为多药联用的候选方案。目前常用的拼合方法有成酯拼合（两种药物分子脱水成酯）、酸碱成盐拼合（有机酸性化合物与碱性化合物拼合成复盐）和药效基团拼合。根据拼合后药理作用的不同，孪药可分为同生型孪药（作用于同一受体来产生更强药理作用）和共生型孪药（作用于不同受体或同一受体的不同位点来产生双重药理作用）。

（五）二维定量构效关系（2D-QSAR）和三维定量构效关系（3D-QSAR）

QSAR 是研究药物活性与化学结构之间的定量关系。通过 QSAR 的研究可以找出药物分子的化学结构与生物活性的规律，为先导化合物的结构优化提供理论依据。QSAR 模型是一种成熟的化学数据分析计算方法，是基于分子结构计算的化学描述符值与实验测试得到的性质或生物活性变化之间的相关性和趋势而建立的一个数学方程式，应用 QSAR 模型可以预测或设计新的化合物。经典的 QSAR 方法主要针对二维母体结构相似的系列同系物，研究局部结构变化与生物活性之间的定量关系，又称 2D-QSAR。3D-QSAR 模型可从三维空间角度考量药物分子与靶点结合的定量构效关系，选择对目标靶点有生物活性的化合物，按照化合物发挥药效的构象方式将其进行结构叠合，计算分子描述符参数（如疏水参数、几何参数、电性参数和立体参数等），将其与对应的生物活性参数进行回归分析得到 3D-QSAR 模型。与 2D-QSAR 模型相比，该方法能充分反映药物分子与靶点结合的机制，其对药物研发工作具有重要指导意义。

第三节　先导化合物的前药设计策略

一、概　　述

前药（prodrug）是指药物经结构修饰后，在体外无活性或活性较小、在体内经转化后产生药理作用的化合物。前药是活性药物的可逆性衍生物，其目的在于改变母体药物影响其成药的理化性质，克服吸收、分布、代谢、排泄障碍和降低毒性。

二、前药设计原理

前药可分为载体前药和生物前体前药。载体前药是指母体药物与载体经共价键暂时相连，在体内经过反应迅速去掉载体后转化为活性形式而发挥药效；生物前体前药是对母体药物的分子结构进行化学修饰，其在生物体内经过代谢转化后，释放出活性化合物进而发挥作用（图 13-3）。

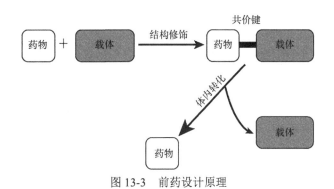

图 13-3　前药设计原理

三、常见的前药设计方法及应用

（一）前药的常见形式

磷酸酯前药是针对难溶药物的羟基而设计的，双阴离子磷酸盐可提高药物的水溶性。磷酸盐前药通常表现出足够的化学稳定性，并通过存在于肠道刷状边缘或肝脏中的磷酸酶快速生物转化为母体药物。酰胺前药是由羧酸和胺缩合产生酰胺键，该键通常可被多肽酶或蛋白水解酶降解，可作为特定肠道摄取转运蛋白的底物，用于增强母体药物的口服吸收。叔胺和氮-杂环胺可产生稳定的季铵盐前药，易在酯酶的催化下裂解，随后发生自发化学分解从而释放母体药物。此外还有酸性条件敏感的亚胺（席夫碱）和曼尼希碱前药、偶氮还原酶敏感断裂的偶氮前药等。

（二）前药的其他形式

具有主动靶向功能的抗体偶联药物（ADC）和多肽偶联药物（peptide-drug conjugate，PDC）以肿瘤组织中高表达的受体或肿瘤细胞为靶标，将能特异性识别靶标的配体作为弹头与细胞毒性药物共价结合，到达肿瘤部位后在肿瘤微环境中激活，重新释放出药物并恢复其生物活性，是主要用于肿瘤靶向治疗的前药策略，被称为肿瘤靶向治疗的"生物导弹"。ADC 由抗体、细胞毒性药物和连接子组成，PDC 由归巢肽（包括靶向肽和穿膜肽）、细胞毒性药物和连接子组成。

ADC 的有效开发需要对靶抗原、抗体、细胞毒性药物、连接子，以及连接方法进行合理选择。合适的靶抗原是设计 ADC 的首要考虑因素，理想的靶抗原应仅在肿瘤细胞中特异表达或高表达以减少靶外毒性，一般来讲选择表面抗原作为靶抗原，以便被循环中的 ADC 识别。肿瘤靶向抗体是靶抗原与 ADC 特异性结合的关键。理想的抗体应有助于内化，免疫原性较低且血浆半衰期较长。连接子可实现药物的定点释放，是关系到 ADC 的稳定性和细胞毒性药物释放的关键因素之一。利用体循环和肿瘤细胞之间的环境差异，可裂解连接子能准确释放细胞毒性药物，其可分为化学裂解连接子（糖苷键和二硫键）和酶裂解连接子（葡萄糖醛酸键和多肽键）。而不可裂解的连接子（如硫醚或马来酰亚胺基团）对体内的化学环境和酶环境是惰性的，其最大优势在于低脱靶毒性，不可裂解连接子依赖于 ADC 抗体组分在酶作用下的酶解。细胞毒性药物是 ADC 内化到肿瘤细胞后发挥细胞毒性的弹头，其在生理条件下应保持稳定，并具有可与抗体偶联的官能团。目前，用于 ADC 的细胞毒性药物主要包括微管蛋白抑制剂（MMAE、DM-1 等）、DNA 损伤剂和免疫调节剂。

与 ADC 类似，PDC 类药物在研发中也需要对归巢肽、连接子和细胞毒性分子进行合理选择，结构见图 13-4。

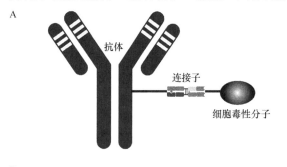
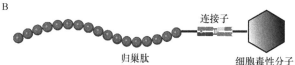

图 13-4 ADC（A）与 PDC（B）结构组成

（三）超分子前药

传统的前药策略通过共价键掩蔽官能团和修饰整体分子的形状来降低母体药物的活性，但共价修饰的策略通常受到母体药物是否具有可供前药设计官能团的限制。超分子化学的发展为开发类前药系统提供了新的思路——将具有高亲和力和选择性的超分子宿主和母体药物通过主客体络合作用形成分子水平空间位阻，以此对母体药物性质进行修饰（改善水溶性、增加稳定性、增强生物利用度等），形成"超分子前药"（supramolecular prodrug）。

超分子前药主要包括结合药物的超分子载体，调节和失活药物的主客体络合，以及重新激活超分子药物的生物转化（图 13-5）。超分子载体一般具有疏水性的内腔以便于包合药物，并且具有较好的生物兼容性。常用的超分子载体有环糊精（CD）、葫芦醛（CB）、杯芳烃（CA）和柱芳烃（PA）。药物释放一般通过改变超分子化合物的结构和性质，降低其对结合药物的亲和力。例如，肿瘤微环境具有低 pH

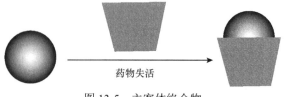

图 13-5 主客体络合物

和含高浓度谷胱甘肽（GSH）的特点，其中低 pH 可导致载体的羧基质子化，并降低与结合药物的阳离子部分的静电相互作用，高浓度 GSH 可导致超分子化合物中还原键的断裂引起降解释放药物。此外，疾病相关肿瘤标志物利用竞争性的主客体相互作用促使药物从复合体中的释放。因此超分子前药根据生物转化类型可分为肿瘤微环境响应型和肿瘤标志物响应型。

第四节 先导化合物新剂型的设计与开发

一、概 述

目前多种先进治疗策略要求高效性、高选择性、定时、定量，以及低毒性，而常规普通剂型已较难实现上述目标，通过合理设计开发新剂型来实现促进药物吸收、延长体内作用时间、提高药物选择性、降低毒副作用和提高用药依从性的目的。

二、新型药物制剂设计原理及应用

（一）微囊与微球

微囊是指用聚合物基质包裹固态或液态药物而形成的粒径为 1～250μm 的微胶囊。将药物溶解和（或）分散在载体辅料中所形成的，粒径为 1～250μm 的骨架型微小球状实体叫作微球。微囊进入体内后，药物可以透过完整囊壁缓慢扩散或囊壁发生溶解或降解来进行释药。同样，微球进入体内后在生理环境下缓慢降解，包载的药物在单位时间内以一定速率释放，可在病灶部位维持稳定的血药浓度，实现长效缓释，降低给药频率。

微囊的制备方法可分为物理机械法、物理化学法和化学法。物理机械法将固体或液体药物单独或与囊材一起在气相中分散后进行微囊化，包括喷雾干燥法、空气悬浮包衣法和喷雾冻凝法。物理化学法是指在一定条件下囊材析出并包覆在囊心物表面而形成微囊，主要包含单凝聚法、复凝聚法和溶剂-非溶剂法等。化学法是单体或高分子在溶液中通过聚合、缩合或交联等形成不溶型囊膜的微囊。

微球的制备方法包括乳化分散法、喷雾干燥法等。乳化分散法是在药物与载体溶液混合后将其在不相容的介质中分散形成类似油包水（W/O）或水包油（O/W）型乳剂，并使乳剂内相固化分离制备微球。喷雾干燥法是将药物和聚合物溶液、悬浮液或乳剂通过喷嘴雾化并注入热空气中，在喷雾干燥仪中形成干粉。

（二）纳米制剂

纳米制剂是指具有纳米尺度的药物制剂，最终产品或所用载体材料的粒径在 1000nm 以下，且具有明显的尺度效应，常见形式包括纳米晶体、脂质体、聚合物胶束和纳米粒等（以下重点阐述纳米晶体及聚合物胶束）。纳米制剂的粒径、表面性质和对环境的敏感性使其成为实现药物靶向递送的重要形式，可以递送各类小分子药物及蛋白质和核酸等生物大分子药物，实现药物的长效化、高选择性和刺激响应等特性。

纳米晶体是指在表面活性剂和（或）聚合物的稳定作用下形成的粒径为 1～1000nm 的不溶性纳米药物颗粒。纳米晶体组成简单，通常只含有纯药物或者包含少量的稳定剂，并不需要载体。纳米晶体的制备方法包括以高能机械力将药物破碎成为纳米尺度颗粒的自上而下技术和在溶液中产生晶核，晶核随后生长为纳米晶体自下而上技术，以及二者联用的组合技术。

聚合物胶束是由两亲性嵌段共聚物在水溶液中自组装形成的核-壳结构的聚集胶体。常见的胶束材料包括疏水性的聚氧丙烯和聚乳酸，亲水性的 PEG 或 PEO，以及刺激响应型载体。聚合物胶束可以增加疏水性药物的溶解性和稳定性，与其他纳米载体相比，聚合物胶束通常具有更小的尺寸，制备过程也更容易，包括透析法、溶剂诱导法和溶液浇铸后薄膜水合等。

（三）脂质体制剂

脂质体是以脂类为基础的球形囊泡系统，是指两亲性的脂质分子分散于水相时，形成具有脂质双分子层的封闭囊泡。基于脂质的纳米药物可起到控制药物的释放，改变药物生物分布，靶向给药到疾病部位，提高药物溶解性和生物利用度的作用。基于脂质的递送系统保护和递送抗原到抗原提呈细胞，并刺激保护性免疫反应。在以脂质为基础的纳米药物中，脂质体是最成熟完善的递药系统。

脂质体的物理性质（特别是大小、均匀度）取决于制备中使用的制备方法、脂类类型、脂类成分、表面活性剂、有机溶剂和悬浮介质的离子强度。常用的脂质体制备方法包括常规薄膜水合方法、溶剂注入法、复乳法、逆相蒸发法等。

第五节　总结与展望

本章主要关注内容为先导化合物的优化，分别介绍了先导化合物基于结构的优化策略、前药设计策略及新剂型的设计开发，内容涵盖多种传统优化方法及新兴技术，可作为改善先导化合物各方面性质的方法参考。

在药物的研发过程中，研究的重点除了化合物的生物活性外，还应关注化合物的理化性质和药代动力学特点，对类药性差、安全性低的先导化合物及早进行改造优化是提高药物研发成功率的重要环节。在先导化合物的结构优化过程中应当遵循最小修饰原则，尽量通过较小的结构变化来实现药理活性和 ADMET 属性的改善。目前已发展出多种经典的结构优化策略来改善先导化合物的稳定性、选择性、水溶性、脂溶性、毒性和清除率等，计算机辅助的机器学习和分子模拟等技术也可以协助提供更为全面的先导化合物结构优化方案。因此应当充分理解并掌握现有的方法策略，具体问题具体分析，根据先导化合物自身的结构和所需改善的方面合理选择优化策略，设计简便经济的合成路线，以期获得成药性佳的临床候选化合物。

前药原理广泛应用于各类新药设计中，尽管机体内生物转化的不确定性使得前药设计仍具有一定的局限性，例如大多数前药的细胞外激活会降低母体药物生物活性，以及增加毒副作用，PDC 药物的快速肾清除限制了肿瘤组织部位细胞毒性分子的有效积累，ADC 的大分子体积导致其肿瘤渗透性极低，难以应用于实体瘤，当肿瘤细胞内药物远未达到有效药理浓度时，ADC 所负载的毒素分子就已产生严重的系统毒性等，但前药策略依然是改善药物药代动力学性质的首选策略之一。

剂型是药物投入应用的最终形式，优良的剂型可以协助达到更佳的治疗效果并改善药物的各方面性质，也能增加患者依从性，便于贮存、运输和携带。此外，近年来纳米制剂、脂质体、抗体药物在药物的靶向治疗方面表现良好，微囊、微球和缓释控释制剂可便于药物的长效化治疗，因此，在先导化合物的开发过程中，可以从改良剂型的角度去追求药物的优化以提高其成药性。

第十四章 候选药物的临床前性质评价及临床试验

第一节 候选药物的临床前性质评价

当前抗癌疗法存在的多种障碍促使科学家不断研发新的药物。近年来，针对肿瘤特定靶点的靶向小分子抑制剂不断涌现，然而能成功上市的药物却寥寥无几。在进入临床试验前对候选药物进行包括原料药和制剂的药学研究，动物体内的药理药效，药代动力学，以及安全性评价在内的系统研究工作等可提高药物研发成功率。

一、候选药物的药学研究

药学研究是药物研发的基础。药学研究主要包括候选药物的结构、理化性质、测试、表征方法，评价其是否适合工业化生产及成熟的工艺路线，原料和制剂是否具有充足的稳定性。在候选药物进入下一环节前应确保研发的药物化学结构或组分明确，有稳定的制备工艺，具有一定的化学稳定性和合理的质控方法。

二、候选药物的药效学研究

药效学研究主要是评价候选药物的生物活性及明确药物的作用机制。对于抗肿瘤药物来说，根据作用机制可分为干扰核酸和蛋白质合成、抑制拓扑异构酶及作用于微管系统的细胞毒性药物；生物反应调节剂、肿瘤耐药逆转剂、肿瘤治疗增敏剂、肿瘤血管生成抑制剂、分化诱导剂、生长因子抑制剂等。

抗肿瘤药物的药效学一般需进行体内、外抗肿瘤活性研究并需提供药物的作用机制。

1. 体外抗肿瘤活性试验 该试验不仅能实现对化合物进行活性初筛，还可了解候选药物的抗肿瘤谱，并为后续的体内试验提供如剂量等的参考数据。

选用一定数量的肿瘤细胞株，根据试验目的选择相应细胞系及适量的细胞接种浓度，按常规细胞培养法进行培养；一般使用 MTT 法、CCK-8 法、集落形成法等测定药物的抗癌作用。药物与细胞共培养时间一般为 48～72h，贴壁细胞需先贴壁 24h 后再给药。试验应设阳性及阴性对照组，阳性对照用一定浓度的标准抗肿瘤药物，阴性对照为溶媒对照。

以同一样品不同浓度对肿瘤细胞抑制率作图可得到剂量效应曲线，计算半数有效浓度（IC_{50} 值或 EC_{50} 值）。体外试验至少重复一次，具体操作可见第二章第四节细胞增殖能力检测相关内容。

以同一候选药物的不同浓度对肿瘤细胞生长抑制率作图可得到剂量-反应曲线，可求出样品的 IC_{50}。候选药物的 $IC_{50} < 10\mu g/ml$ 可认为样品在体外对肿瘤细胞有杀伤作用。

（1）生长曲线法：在适宜的条件下，肿瘤细胞在培养液中呈指数生长，细胞个数与培养时间呈对数关系，为对数生长期。随着抗肿瘤药物的加入，细胞生长逐渐减慢以致停止。通过评价药物对细胞生长对数的影响即可评价药物的抗肿瘤活性。

（2）染料排斥试验：活细胞膜有排斥伊红、锥虫蓝等染料的能力，而死细胞膜不再完整，可被染料着色。在培养的肿瘤细胞中加入这些染料，一定时间后，对着色和未着色的细胞进行计数，即可算出被杀死的细胞比例。

（3）集落形成法：克隆原细胞具有持续增殖能力，当单个细胞分裂 6 代或 6 代以上时，其后代所组成的群体（集落）便含 50 个以上细胞。通过集落计数可对克隆原细胞作定量分析。它反映了单个细胞的增殖能力，故能较灵敏地测定抗肿瘤药物的活性。

2. 体内抗肿瘤试验 体内抗肿瘤试验须选用三种以上肿瘤模型。好的抗肿瘤药物应在三种模型均表现出活性，且需经过重复性检验后可评定该化合物对这些实验性肿瘤具有治疗作用。

（1）动物需符合等级动物要求。雌雄均可，但同一批实验中动物性别必须相同。评价同一物质的活性时，不同批次的实验必须采用同一品系的小鼠。

（2）小鼠肿瘤模型和人源异种移植瘤模型。模型建立参见第三章。

（3）动物实验需设置阴性对照组、阳性对照组、治疗组。治疗组设高、中、低三个剂量组。小鼠肿瘤接种后将动物随机分组，裸鼠移植瘤用游标卡尺测量移植瘤直径，待肿瘤生长至100～300mm³后将动物随机分组。动物数普通小鼠每组 10 只，裸鼠 6 只。阴性对照组动物数为治疗组动物数×1/2×实验组数。

（4）药物配制：水溶性好的药物用生理盐水或蒸馏水配制；在酸、碱中方能溶解者，可先用小量酸或碱溶解并调节 pH 在合适范围内。用乙醇、丙二醇、吐温 80、二甲基亚砜（DMSO）等助溶的药物可腹腔注射或口服，但必须设相同浓度的溶剂对照组。

（5）给药方案和给药途径：分组当日开始给药，根据不同药物的代谢动力学和毒性反应等确定给药方案。给药途径应与推荐临床用药的途径相同。可采取瘤周、瘤内、肌内、皮下给药途径，注意不同给药途径在药效评价时是有差别的。当被试物质溶解性较差，静脉给药有困难时，可考虑使用腹腔给药。

（6）评价标准：针对裸鼠移植瘤模型，推荐使用测量瘤径的方法，动态观察受试物抗肿瘤的效应。肿瘤直径的测量次数根据移植瘤的生长情况而定，一般为每周 2～3 次，测量时还需称鼠重。肿瘤体积（tumor volume，TV）的计算公式为：

$$TV = 1/2 \times a \times b^2 \text{ 或 } \pi/6 \times a \times b \times c$$

其中 a、b、c 分别表示长宽高。

根据测量结果计算出相对肿瘤体积（relative tumor volume，RTV），$RTV = V_t/V_0$。其中 V_0 为分笼给药时（即 d_0）测量所得肿瘤体积，V_t 为每一次测量时的肿瘤体积。抗肿瘤活性评价指标为相对肿瘤增殖率 T/C（%），T/C>40% 为无效；T/C≤40%，并经统计学处理 $P<0.05$ 为有效。

3. 抗肿瘤药物的特殊要求 抗肿瘤新药应进行药物作用机制的初步研究。非细胞毒性药物除了需要完成体内外抗肿瘤试验，还应进行特定抗肿瘤作用研究。

（1）生物反应调节剂：体内抗癌试验和免疫功能研究。

裸鼠是免疫缺陷动物，一般应用正常免疫鼠肿瘤模型。可单独给药，也可与其他抗肿瘤药物合并使用，观察增效或减毒作用。具有抑瘤作用的生物反应调节剂，还需作免疫功能测定，以明确其抑瘤作用是否与免疫功能调控有关。免疫功能测定包括细胞免疫和体液免疫两方面。免疫功能测定有：①巨噬细胞功能测定；②天然杀伤细胞测定；③淋巴细胞转化试验；④淋巴因子激活的杀伤细胞（lymphokine-activated killer cell）测定；⑤各种细胞因子测定，如 IL-2、IL-6、IL-12、IFN-γ、TNF-α 等；⑥迟发型超敏反应检测。

（2）肿瘤耐药逆转剂

1）体外抗耐药活性试验：选择 2～3 对肿瘤耐药/敏感细胞株，并设立相应的阳性和阴性对照组，采用 MTT 法等测定细胞毒性。应注意耐药株因传代，尤其是撤药后耐药性可改变或消失；试验前必须对试验耐药株进行耐药倍数（FR）测定，确保试验的可行性。

2）体内抗肿瘤耐药活性试验：可建立耐药移植瘤模型。通过测定肿瘤细胞内的药物浓度变化和耐药基因及其表达产物，如多药耐药基因及其编码蛋白、多药耐药蛋白、肺耐药相关蛋白，其他与耐药相关的基因/蛋白及酶等，初步明确其逆转耐药机制。

（3）抗肿瘤转移药物：肿瘤是否转依赖于肿瘤细胞本身具有的内在转移潜能和机体抗转移因素的消长。因此抗转移药物在体外验证之外，还需在动物体内模型上验证其效果才有意义。

体外试验主要测定候选化合物作用下肿瘤细胞对基底膜的侵袭、黏附和肿瘤细胞趋化性运动的能力。动物实验除了上述抑瘤能力体内评价指标外，还应进行转移瘤灶、测瘤径（计算转移瘤体积）和病理组织学切片等观察，并计算转移率。

（4）肿瘤血管生成抑制剂：体外试验的模型有人血管内皮细胞模型，包括人脐静脉血管内皮细胞和人微血内皮细胞，通过观察血管形成促进因子来评价药物的抗血管形成作用。还有以VEGF、FGF 高表达细胞株为代表的血管内皮生长因子或成纤维细胞生长因子肿瘤细胞模型，通过检测细胞增殖、转移能力及血管形成因子的基因表达状况来评价药物药效。此外，经典的血管形成体内试验有鸡绒毛膜尿囊和卵黄膜囊、啮齿动物虹膜和角膜等。通过观察新生血管生成抑制剂的体内抗肿瘤效应检测移植瘤的血管密度、血管生成因子和抑制因子的分泌和表达，以及肿瘤的转移情况等综合评价肿瘤血管生成抑制剂的作用和作用机制。

（5）肿瘤治疗增敏剂：增敏剂主要是指能增加临床上恶性肿瘤疗、化疗或其他治疗的疗效及降低治疗后的复发率的药物。

体外试验可分别选择对放射、化疗药物具有中、低度敏感的人肿瘤细胞株，采用 MTT 法或细胞集落形成法检测化合物对细胞毒性的 IC_{50}。体内试验可选用对射线及化疗药物敏感性较小的实体瘤模型进行试验，其中至少有一种 PDX 模型。

三、候选药物的药代动力学研究

药代动力学是研究药物或新化学实体（new chemical entity，NCE），进入人体后的吸收、分布、代谢和排泄（ADME）的时间过程。随着越来越多的肿瘤新靶点的发现和相关生物技术研究的进步，许多抗肿瘤药物，如单克隆抗体、小分子酪氨酸激酶抑制剂和表观遗传药物已被相继研发。对新的抗肿瘤药物或抗肿瘤药物组合的药代动力学的深入研究不仅有助于透彻理解临床药物的疗效、对疾病的影响，还能通过准确把握药物在不同时间、空间、浓度等相互之间的关系，从而改善临床药物对疾病的治疗效果。

然而，仅通过药物的分子结构和理化性质来判断该药物的药效往往是不够的。药物本身的性质、给药方式、浓度、作用环境等都会影响该药物在作用对象中的药代动力学行为。因此在药物的临床试验阶段，药代动力学行为是研究之重。理想的临床候选药物应当具有良好的药理活性（效价和选择性）及良好的 ADME 和毒性特性。

药物吸收是指药物从给药部位进入人体血液循环的过程。这一过程是药物进入人体时面临的首要挑战，其结果受到药物的物理化学性质、剂型和给药途径等因素的影响。尤其是给药途径对药物吸收速度和程度有着直接而显著的影响。按照给药途径，药物吸收的速度可以依次排列为：吸入＞肌内注射＞皮下注射＞口服＞直肠＞皮肤。

吸入给药是指某些气体或挥发性药物（例如吸入麻醉药）通过呼吸道直接进入肺泡，然后通过肺泡毛细血管快速吸收。肌内注射和皮下注射后，药物通常能够快速扩散经过结缔组织，随后通过毛细血管和淋巴管内皮细胞之间的通道进行膜孔转运吸收，使药物吸收速度快且相对充分。口服给药是最常见的给药途径，小肠通常是药物吸收的主要部位。直肠内给药可以避免药物对上消化道的刺激，但由于直肠吸收表面有限、肠腔内液体较少且 pH 较高（约 8.0），因此在这种情况下药物吸收速度较慢。皮肤给药是将药物涂抹在皮肤表面，然后通过皮肤吸收药物的方式。通常情况下，皮肤对药物的吸收能力较差。

一般来说，溶解率或黏膜渗透率都影响限制吸收速率。溶解率是药物的水溶液溶解度、颗粒的表面积和溶解速率常数的函数。通过增加药物的水溶解度、减小颗粒大小来增加颗粒的表面积是提高固体颗粒中药物溶解速率的主要方式。药物通过肠黏膜的渗透速率与肠黏膜渗透性和胃肠道液中药物浓度有关。药物在肠黏膜上的渗透性进一步取决于其亲脂性、分子大小和电荷。由于细胞膜的磷脂双分子层性质，药物必须具有足够的亲脂性，以便从水环境（如胃肠道液）中到膜中，被动地穿过膜扩散。

此外，尽管小的亲脂性药物通常通过沿浓度梯度的被动扩散穿过细胞膜，但它们也可能受到外排转运蛋白的排斥，降低它们在膜上的渗透性。相比之下，分子量大、极性大或带电荷的药物，其透过脂质双分子层膜的能力有限，需要依赖于活跃的内流转运体提高吸收度。

药物分布是指药物分子从体循环到血管外的运动。分布过程由脂质膜的被动扩散、载体介导的主动运输及血液和组织中的蛋白质结合组成。大多数小亲脂分子很容易通过被动过程渗透脂膜，因此药物的分布过程通过较为迅速。如果药物通过主动转运体机制进入组织，其在组织中的浓度可能远高于在血浆中的浓度。药物与血浆蛋白、脂质和各种组织蛋白的结合在药物分布中起着重要的作用。一般来说，药物的亲脂性（logD）越高，与组织蛋白的结合就越强，分布也越广。药物过高的亲脂性也增加了其被口服吸收的效率和分布体积。同时也意味着其更容易被代谢、清除。

对于大多数药物来说，代谢是主要的消除途径。参与生物代谢的主要器官是肝脏，但肝外组织如肠道（肠细胞和菌群/微生物组）、肾脏、肺、血浆、红细胞、胎盘、皮肤和大脑也可能发挥重要作用。代谢一般在酶过程中将亲脂性药物转化为更亲水的代谢物，以促进其通过胆汁或尿液排泄。代谢反应可分为两种类型：Ⅰ相代谢反应和Ⅱ相代谢反应。Ⅰ相代谢反应（例如氧化、去甲基化和水解）的主要目的是将非极性、脂溶性的化合物转化为具有更高极性和水溶性、但活性较低的代谢产物。而Ⅱ相代谢反应则指的是药物或Ⅰ相代谢产物与内源性结合物发生结合，这一结合降低了药物的毒性，同时增加了其极性，使其能够被更容易排出体外。

首过效应又称首过消除，是指当药物首次通过肠壁或进入门静脉进入肝脏时，部分药物可能会在肝脏中发生代谢和失活，从而导致在进入全身循环之前药物的总量减少。对于有些药物来说，较大的首过消除使其不能作为口服药物使用（如利多卡因、纳洛酮和三硝酸甘油）。吸入或口腔、直肠或经皮给药可以部分地避免口服剂量的首过消除问题。由于肝脏位于体循环和胃肠道之间，其在首过消除中扮演着重要的角色。

药物的清除通常是指药物或其代谢物从体内不可逆地清除，主要是通过两种途径：代谢和排泄。如前所述，代谢是药物的主要消除途径，而药物通过化学或酶转化为一种或多种代谢物排泄至体外是另外一种消除途径。其中，清除率反映了机体系统地消除药物或单个器官消除药物的能力。所以深入了解药物在体内的有效作用时间、作用浓度和清除率，对于降低药物的毒副作用是至关重要的。

系统清除率是指单位时间内从血液或血浆中清除药物的体积。清除率反映了肾对不同物质的排泄能力，但实际上，肾不可能将某一部分血浆中的某种物质完全清除，因此清除率只是一个推算的数值，它反映的是每分钟内所清除的药物的量来自多少毫升血浆，或相当于一定体积血浆中所含的药物的量。

在肝脏排泄中，亲脂分子可以通过简单扩散从血浆转移到肝细胞质。然而，在肝细胞的基底外侧膜上有许多转运蛋白，介导两亲性、极性有机药物和一些亲脂分子的从血浆到肝细胞的摄取。肝细胞蛋白的结合和隔离可能影响某些药物的肝胆处置。肝转运蛋白在肝细胞的药物和代谢物排泄中也起着重要作用。单向或双向基底侧运输系统将极性分子从肝细胞质转运到血液中，而活跃的小管运输系统负责药物和代谢物的胆汁排泄。

外源生物及其代谢产物从体内排泄有三种主要途径：肾脏排泄、胆汁排泄和肠道排泄。肾脏排泄是从体内消除药物和代谢物的主要途径。通过肾脏排泄消除的药物是水溶性的，分子量低，或在肝脏中缓慢进行生物转化。胆汁排泄是指药物在肝脏内经过代谢后，生成具有较高极性和水溶性的代谢产物，这些产物随着胆汁流入十二指肠，最终通过粪便排出体外。肠道排泄是指药物以被动扩散的方式，通过胃肠道壁的脂质屏障从血浆进入胃肠腔，并可能会发生肠内的解偶联和作为完整药物的重吸收。

临床候选药物的 ADME 特性对其商业成功或未来至关重要。对 ADME 和药物毒性潜在机制的充分了解，才有助于在临床候选药物的筛选过程中及时发现问题并解决，达到所需求的目的。

四、候选药物的安全性评价

候选药物会对人体造成一定的毒性，因此在药物临床应用前通过试验技术和临床试验来评估其毒性和安全性是非常必要的。毒性试验的临床前评价主要通过动物实验进行。如果一种药物经历了这一系列检测后并没有表现出需要警惕的潜在毒性，还需要在受试人体内进行试验以评价其毒性及安全性。

在药效学研究中，肿瘤试验动物模型可以说是人类肿瘤在动物上的成功复制，随着科学研究技术的发展，肿瘤模型动物逐渐发展出了人源化异体移植（PDX）小鼠模型和基因工程小鼠模型（GEMM）等，也逐渐被应用于肿瘤药物研究中。在本书第三章已具体阐述了肿瘤动物模型的构建方法，本部分内容主要阐述通过动物实验进行临床候选药物毒性评价的试验方案设计。

（一）急性毒性评价

急性毒性（acute toxicity）是指在单次或24h内多次给予药物后一定时间内所产生的毒性反应。

1. 实验动物　采用哺乳动物，雌雄各半，若药物为单性别用药则可采用对应的单一性别的动物。视情况可选择啮齿和或非啮齿动物。通常采用健康成年动物进行实验。若受试物拟用于儿童，考虑采用幼年动物。动物初始体重不应超过或低于平均体重的20%；实验分组设受试物的不同剂量组及应设空白和（或）阴性对照组。

2. 给药　给药途径不同，受试物的吸收率、吸收速度和暴露量会有所不同。为尽可能观察到急性毒性反应，采用不同给药途径进行实验，其中一种应与拟临床给药途径一致。各给药途径及给药容量可参考相关文献根据实际情况确定。

3. 观察指标　观察期限一般为14天，毒性反应出现较慢应适当延长观察时间。观察指标包括动物体重变化、饮食、外观、行为、分泌物、排泄物、死亡情况及中毒反应（包括中毒反应的症状、严重程度、起始时间、持续时间、是否可逆）等。应及时对濒死及死亡动物进行大体解剖，观察期结束后对其余存活的动物进行大体解剖，当发现器官出现体积、颜色、质地等改变时，则对改变的器官进行组织病理学检查。

（二）亚急性毒性评价

亚急性毒性指染毒期不长（一般为3个月），或接触毒物时间不长（数10天乃至数月）对机体引起功能和（或）结构的损害。其评价方式与慢性毒性试验的区别在于实验期长短不同。

长期毒性试验是实验动物连续多日接触较大剂量的药物所引起的中毒效应，通过重复给药评价受试物的毒性作用，目的是降低临床受试者药物风险。长期毒性试验原则有：①至少在两种选用实验动物中兼顾雌雄性别。②三个剂量：剂量至少分为高、中、低三个剂量组，其中高剂量组应能反映药物的毒性而低剂量组不出现毒性反应，同时还应设已知药物毒性对照组。③给药途径应与临床拟用途径相同。

1. 实验动物的选择　实验动物应选择正常、健康和未孕的动物，且其不能有超过平均体重20%的体重差异。理想的动物应与人类代谢相似且对药物敏感的，在数量上应能满足实验终止后统计学处理的要求，并备有部分动物供停药后观察其毒性反应的可逆性；实验动物种类：4~9周龄大鼠（SD、Wistar）、4~9月龄犬（比格犬）等；分组及数量：按照不同LD_{50}计算方法设计动物分组，一般为4~6组，每组均雌雄各半。

2. 给药剂量和周期　药物剂量：根据LD_{50}设置高、中、低三个剂量组，大鼠1/10 LD_{50}为高剂量组，1/50 LD_{50}为中剂量组，1/100 LD_{50}为低剂量组。给药周期：根据药物临床疗程不同，设置不同给药周期；给药途径通常选择临床拟用途径。

3. 观察指标　实验前，啮齿动物应至少进行5天的适应性观，应对实验动物进行外观体征、行为活动、摄食量和体重检查，非啮齿动物还至少应进行两次体温、心电图、血液学和血液生化学指标等的检测。此外还应根据实验周期的长短和受试物的特点确定检测时间和检测次数。应尽早发现毒性反应，并反映出观测指标或参数的变化与给药期限的关系。

给药结束后，除恢复期观察动物，应对动物进行全面的大体解剖，主要脏器应称重并计算脏器系数，进行组织病理学检查。

第二节 候选药物的临床试验

能否通过临床试验是决定新研发抗肿瘤药物研发成功与否的关键。抗肿瘤药物的临床研究过程通常分为Ⅰ期、Ⅱ期和Ⅲ期临床试验。Ⅰ期临床试验主要是初步评估对药物的耐受性和药代动力学行为，为后续的给药方案提供数据指导。Ⅱ期临床试验主要是探索给药剂量、给药方案、肿瘤有效性和安全性。Ⅲ期临床试验则在Ⅱ期基础上进一步确证肿瘤患者临床获益情况，为获得上市许可提供足够的证据支持。

一、临床试验方案设计

在临床试验中，应明确每项试验的主要目的，各期临床试验间应进行合理衔接和有效的推进，依据前期研究获得的信息来设计好下一期的临床试验。

由于肿瘤疾病特点和抗肿瘤药物治疗特点，在考虑临床研究总体开发计划时还需要考虑以下几个问题：

1. 不同受试人群的探索 由于细胞毒性药物具有较大毒性，初次进入人体的Ⅰ期研究应选择肿瘤患者进行。

在临床上已有标准治疗方法的情况下，肿瘤患者应当采用标准治疗方法作为一线治疗，标准治疗失败或复发的时候，患者才能参加试验药物的临床试验。因此，新的抗肿瘤药物应首先在对标准治疗无效或失败的患者中进行，并在获得三线或二线治疗的肯定疗效后，再向一线治疗推进。对于以协同治疗为目的药物，根据其作用机制，可进行与一线标准治疗联合方案的临床试验，此时可选择初治患者进行。

2. 不同给药方案的探索 给药方案通常决定抗肿瘤药物的疗效和安全性，不同的给药间隔和给药剂量等可能产生不同的剂量限制性毒性和最大耐受剂量。对于细胞毒性药物而言，在毒性可以耐受的前提下应尽量提高给药的剂量达到最佳疗效，因此临床研究早期宜尽可能对不同的给药方案进行探索，找出能够获得最大疗效且耐受性可以接受的给药方案。

3. 不同瘤种的探索 一种抗肿瘤药物可能对多个瘤种有不同的疗效，在临床前药效研究中，应参考作用机制相似药物的适应证，尽可能多地进行药物的抗瘤谱的筛选。

基于肿瘤的异质性，抗肿瘤药物在其应用过程中可能会不断根据其适用人群优化给药方案，药物研发人员应充分考虑药物的目标人群，目标适应证的发病情况和治疗现状，新治疗手段在该病治疗中的地位，同类药物的开发情况等因素后，拟订合理的临床开发计划来安排临床试验的进度，优化给药方案的研究。

二、临床研究一般过程

（一）Ⅰ期临床试验

Ⅰ期临床试验主要是为了对新药的人体药代动力学和耐受性进行初步研究，以此来确定剂量限制性毒性（DLT），最大耐受剂量（MTD），并推荐下一步研究的给药方案。

进入Ⅰ期临床试验前，新药应完成药效学、急性毒性、重复给药毒性及其他必要的毒理学研究，初步预测进入人体试验具有相对的安全性。

1. 研究目的　　主要目的是探索不同给药方案下的 MTD、DLT、合理的给药方案，确定 Ⅱ 期临床试验推荐的给药方案。同时了解新药人体药代动力学特征，获取初步药代动力学参数，并观察初步疗效，进行可能的药代动力学/药效动力学（PK/PD）分析。

2. 受试人群入组标准　　Ⅰ 期临床试验的受试人群原则上应至少符合以下基本标准：

（1）经病理组织学和（或）细胞学确诊的恶性肿瘤患者。

（2）经常规治疗无效的或缺乏有效治疗的恶性肿瘤患者，且纳入新药试验后可能受益者。若需要对特定目标人群进行观察，则可有选择性地入组具有相应目标肿瘤的人群进行研究。

（3）无严重的造血功能异常（不适用于血液病患者），心、肺、肝、肾功能基本正常。

（4）东部肿瘤协作组织（ECOG）体力状况评分 0 至 1 级或卡氏评分 >70 分。

（5）入组治疗时间应与以往治疗有至少在 4 周以上的时间间隔，避免以往治疗的干扰。

（6）至少有 3 个月的预期寿命，可以对安全有效性资料进行随访。

（7）年龄一般 18～65 岁，不宜在儿童患者中进行首次人体研究（儿童高发的肿瘤疾病除外）。

（8）生育年龄的受试者应采取有效避孕措施。

（9）签署知情同意书。

3. 给药方案　　给药方案是决定药物疗效和安全性的关键性因素之一，Ⅰ 期临床试验中应探索适宜的给药方案，探索不同给药方案下的人体耐受性。

起始剂量在 Ⅰ 期临床试验中需要慎重，较高的起始剂量可能导致患者出现严重毒性中断研发，过低的起始剂量有可能会使过多患者暴露于无效剂量，更有可能延长试验周期，不利于开发进程。因此，起始剂量的选择应当综合非临床药效、毒理和药代动力学/毒代动力学的研究结果综合考虑。

多次给药起始剂量主要依据单次给药试验结果确定，同时应综合考虑临床前重复给药毒理研究结果。

在进行联合用药探索性研究时，联合方案中的药物起始剂量确定需要考虑两者之间的相互作用可能导致毒性加倍，甚至增加更多。另外，给药的顺序也可能非常重要，联用的药物间给药顺序、给药间隔等都可能会影响药物的疗效和安全性，这些也必须在设计时给予充分考虑。

剂量递增方案的确定要考虑药物临床前研究的暴露量-效应/毒性曲线关系和个体差异确定。为尽量减少患者暴露于过低的无效剂量或高的毒性剂量，建议根据药物特点调整剂量递增的幅度。可以采用其他剂量递增方案设计方法，但研究方案中应阐明选择剂量递增方案的方法学和合理性，还应详细说明 MTD、DLT 的具体定义。

为避免更多受试者使用无效药物，在每一剂量水平应选用尽量少的可达到评价要求的患者，一般可评价的受试者应 ≥3 例。若出现明显毒性，应考虑增加受试者例数。如某一剂量组有 1 例出现 DLT，则该剂量水平应继续增加 3 例受试者，如不再出现，可进入下一剂量组，如仍出现，则停止剂量爬坡。只有当特定剂量水平获得足够评价资料后方可进入下一个剂量水平。

每个剂量组不应同时入组 2 例或 2 例以上受试者，每例受试者应在确定前一例受试者未出现严重不良反应，并且进行了足够长的观察时间之后方可入组。

原则上，不能在同一患者进行剂量递增试验。若观察到很小的毒性反应，或偶尔的不明显毒性，可在同一患者递增一个剂量，以减少患者接受无活性药物剂量的机会，但应有临床前毒理学试验结果提示试验药物无蓄积性。

试验药物的毒性反应可能延迟发生，所以需要观察足够长的时间，通常剂量递增试验的观察时间应当到用药后 3～5 周。如果受试者毒性是可以接受的，受试者可以在毒性恢复之后再次用药，并且在同一剂量水平最好至少接受 2 个周期，以利于疗效的观察和评价。

对于细胞毒性药物，剂量逐渐递增到 MTD 就可停止爬坡。有些非细胞毒性药物的毒性很小，可能在较高剂量下也不能观察到明显的 MTD。但即使药物作用的活性靶点已经饱和或在没有显著毒性的时候就观察到了明显疗效，也仍然建议研究更高的剂量，以便更好地明确化合物的安全性特点。如果剂量递增到可观察到疗效的剂量后，继续增加剂量并没有看到疗效的增加，而毒性明显增加，则应选择较低的剂量进行下一步的研究。

多次给药耐受性试验的给药间隔可参考临床前试验的推荐剂量间隔或肿瘤/正常组织的药物毒性比率，并结合人体单次给药的耐受性、药代动力学研究结果进行设计或调整。

参考同类别药物获得的经验有助于选择给药间隔。在没有可参考临床资料时，细胞毒性药物可按照该类药物临床常规用法探索多种不同的给药方案，一般包括单剂量、每周一次、每日给药等给药方法，通过观察单次给药的毒性恢复时间来确定重复给药的间隔时间，每2~4周为一重复周期是较为常用的给药间隔。一些非细胞毒性药物（如酪氨酸激酶抑制剂）还应考虑其达到靶部位抑制的稳态浓度，多采用连续给药的方式。

4. 毒性反应观察和评价　不良反应性质和严重程度的评价标准遵照当时国际上通用的药物毒性反应标准（美国国立癌症研究所的常见毒性反应标准）进行。尤其注意根据临床前研究结果以及在同类药物中观察到的不良反应来增加特别项目检查。也要特别注意临床前研究中未出现的毒性。给药部位的局部毒性要做特别记录，根据循环肿瘤细胞（CTC）标准对不良事件反应进行分级，判断不良事件与试验药物的相关性，毒性的可逆程度，与剂量、疗程的关系。

不良事件的评价不仅包括试验用药，还应包括毒性影响因素的评价，如器官功能失调、联合用药等。这些影响因素还要在Ⅱ/Ⅲ期临床试验中进一步说明。

如果试验过程中发生死亡病例，应提供详细的个案报告。要特别明确死亡原因及其与研究用药的关系，如有可能需进行尸检并提供报告。

5. 药代动力学研究　主要描述药物的人体单次和多次给药的药代动力学特征，用以确定包括吸收、分布、代谢和排泄全过程的主要药代参数。应重点评价药代动力学与其给药剂量、安全性和临床疗效之间的关系（暴露-效应关系），鼓励建立群体 PK/PD 分析模型，这将有助于解释毒性反应，设计最佳给药剂量和给药方案。

6. 疗效观察和评价　在Ⅰ期临床试验后，可初步观察受试者用药后的肿瘤反应情况，可在受试者同意的情况下，获取其体液、血液/血清、组织进行相关的肿瘤标志物检测并合理预测其可能的疗效，如分子靶向抗肿瘤药物可通过测定特定标志物来初步预测其药理活性。

7. 试验结束或终止　对于细胞毒性药物，在探索出 MTD、DLT 和毒性靶器官后可结束临床试验。但若有证据表明疾病进展并出现不可接受的不良反应或患者要求退出，经判断不适宜进行临床试验的情况时，应考虑提前终止试验。若试验中出现受试者不良反应发生率和严重性显示弊大于利，数据记录不准确和不完善或出现与药物相关的死亡时，应考虑提前终止试验或调整试验方案。

8. Ⅰ期临床试验的总结　试验结束后应根据Ⅰ期临床试验的设计、研究过程和结果，对 MTD 或 DLT、初步疗效结果、药代动力学参数及其与药效/毒性间的关系（如 PK/PD）等进行总结，评判是否达到试验目的。

（二）Ⅱ期临床试验

Ⅱ期临床试验是在Ⅰ期临床试验确认药物的毒性在可接受范围内的基础上进行的探索性试验，如在不同类型的肿瘤中或特定瘤种中药物抗肿瘤活性的进一步探索，给药剂量与给药方案的探索等。

Ⅱ期临床试验主要判断药物的抗肿瘤活性以决定是否继续开发；优化给药剂量与方案的可行性。一个有效的Ⅱ期临床试验可淘汰无效药物，为Ⅲ期临床试验的决策提供充分依据。

1. 研究目的　考察药物的抗肿瘤作用及抗肿瘤谱，详细地观察药物的不良反应、毒性，并提出预防和处理毒性的方法。进一步探索和优化Ⅰ期推荐的给药方案，包括给药剂量、给药间隔、疗程、联合放化疗等。进一步明确给药方案与安全有效性的关系。

2. 试验设计　由于恶性肿瘤几乎不可能自行消退，可通过评估肿瘤的体积变化评价药物的抗肿瘤效果。在探索单药治疗效果时，可采用单臂设计（single-arm design）或剂量对照。但在有常规标准有效治疗方法时，应尽量采用随机对照设计，将常规标准有效治疗方法作为对照，目的是尽量在临床试验的早期阶段就能检验出药物相对已有治疗在疗效上是否具有优势，早期淘汰一些有效率低或不良反应高的瘤种或用药剂量、方案，提高判断是否进入下一阶段研究的把握度。

3. 受试人群的选择　Ⅱ期临床试验的受试者的入组条件与Ⅰ期基本相同，也根据Ⅰ期研究结果进行适当调整。Ⅱ期临床试验瘤种的选择比Ⅰ期有较强的针对性，Ⅱ期临床试验尽可能选择多个瘤种分别进行考察，可以帮助选择最具开发价值的适应证进行Ⅲ期临床研究，减少研发风险。

4. 给药方案　Ⅱ期临床试验应充分考虑给药方案，如同时采用两个或多个剂量组，对给药方案进行细化和调整，包括给药剂量、给药间隔、速度、疗程、合理的剂量调整，以及联合放化疗方案等以降低Ⅲ期试验失败的风险。

5. 疗效观察和评价　客观缓解率（ORR）指肿瘤缩小达到一定量并且保持一定时间的患者的比例，是反映药物具有抗肿瘤活性的初步可靠证据，是Ⅱ期临床试验通常采用的疗效观察指标。虽然ORR是反映药物活性的良好指标，但不一定能代表生存方面的获益。为了在临床试验的早期阶段提供更为全面充分的证据来证明药物的作用，减少后续临床试验的风险，推荐Ⅱ期临床试验在观察ORR的同时，观察其他能反映受试者临床获益的指标。

6. 安全性观察和评价　安全性观察内容除了一般常规项目之外，应重点关注Ⅰ期临床试验和非临床试验观察到的毒性及少见毒性，毒性与剂量的关系及停药后毒性的缓解情况。

7. 试验结束或终止　若探索出敏感瘤种及合理的给药方案，即可考虑选择敏感瘤种进行Ⅲ期确证性试验。研究方案中应事先规定试验终止标准（引起试验终止的标准同Ⅰ期临床试验）。如果药物在Ⅱ期临床试验中对某瘤种抗肿瘤活性太低或毒性太高，可认为该药物对该瘤种无抗肿瘤价值，终止试验。

8. Ⅱ期试验结果的总结　试验结果应评价所考察的每个瘤种的ORR，判断药物是否具有抗肿瘤活性，是否值得进一步研究或应淘汰。根据瘤种的ORR，选出对药物较为敏感的瘤种，优选出最合理的给药方案，包括给药剂量、给药间隔和疗程，以及联合放化疗的方法等，作为推荐Ⅲ期临床试验的适应证和给药方案。

（三）Ⅲ期临床试验

Ⅲ期临床试验为确证性研究，通过大样本、随机、对照研究设计，确证药物在特定的目标人群中的疗效和安全性，评价肿瘤受试者的临床获益情况。

Ⅲ期临床试验投资巨大，周期长，在决策药物是否进入Ⅲ期时应明确在非临床试验和Ⅰ/Ⅱ期临床试验中已有充分的证据表明所研发药物有特异且明确的靶位，有明显的抗肿瘤活性，有良好的药代动力学特点，有可耐受和可缓解的不良反应。

1. 研究目的　确定在明确的目标人群中的临床获益情况，充分评价药物的毒性反应及早期未被发现的不良事件，并对试验药物进行风险效益评估。

2. 试验设计　Ⅲ期临床试验须采用随机设计。随机化最主要的优点为可减少研究者在对受试者分组时产生的选择偏倚。由于抗肿瘤药物Ⅲ期临床试验通常选择生存期作为终点指标，而年龄、疾病状态和既往治疗等对疾病预后可能会产生重要影响，因此，应特别注意以上影响因素的组间均衡性。事先对预后因素进行分层随机将有助于结果的评价。

由于多数抗肿瘤药物具有明显的毒性特点，且需要采用不同的给药方案和给药途径（口服、静脉推注或连续静脉滴注），因此大多数抗肿瘤药物的盲法难以实施，尤其是细胞毒性药物。在非细胞毒性抗肿瘤药物临床试验中，由于其毒性较小，可考虑实施盲法。如选择开放设计，在研究终点的选择、敏感性分析和其他为了减少开放设计导致的偏倚所采取的措施方面都应有所考虑和说明。

在抗肿瘤药物临床试验中对照组受试者不给予抗肿瘤药物治疗通常认为是不符合伦理的。在已有常规标准有效治疗方法时，应选临床上标准治疗方案为对照。在缺乏有效治疗方案的情况下，采用最佳支持治疗或安慰剂作为对照是可接受的。此时必须采用有效性设计。

平行设计是采用较多的方法。因为药物对生存期的影响可能会因为交叉用药而难以判断，因此大多数情况下抗肿瘤药物不宜采用交叉设计。同时对两个或多个药物联合使用进行评价时，应采用析因设计。但如果治疗方式之间对疗效可能存在负的交互作用（拮抗作用）或对不良反应有正的交互作用（重叠毒性）时，需慎重设计。

对于临床上确实无法实施阳性对照或安慰剂对照，可选择剂量对照或历史数据作为对照。选择历史数据作为对照应谨慎，需要严格按照系统评价的有关原则对文献资料进行合理分析和评价。联合用药研究可采用已知有效药物联合与不联合新药进行对比；也可以在某一有效联合化疗方案中，以新药取代已知的药物并与原联合化疗方案进行对比，以证实新药在联合化疗方案中的作用。

3. 受试人群的选择　Ⅲ期临床试验应选择在Ⅱ期临床试验观察到的有一定疗效的肿瘤类型，同样应符合入选Ⅱ期临床试验的基本条件。筛选出的每个瘤种都需要进行大样本、随机、对照试验来确证其疗效和安全性。每个瘤种样本量应依据两组主要疗效指标的预期差异，依据统计学原理估算得到。

样本含量的估计应根据主要疗效指标来确定。如果主要疗效指标是时间-事件变量，则需要根据相应的生存分析方法估计样本含量。

4. 给药方案　根据Ⅱ期临床试验结果确定合理的给药方案。给药疗程应考虑细胞毒性和非细胞毒性药物的差异，后者一般持续应用到疾病进展或出现不可耐受的毒性。对于某些特定的治疗如辅助治疗，应参照相应瘤种的临床治疗指南确定其疗程。

试验过程中允许进行剂量调整，应当给出具体的调整原则，例如因毒性的减量原则。

5. 疗效观察和评价　早期临床试验（Ⅰ/Ⅱ期）主要是评价安全性及确定药物的生物活性，如肿瘤的 ORR，Ⅲ期研究则主要评价药物是否提供临床受益。因此支持药物批准上市的疗效终点指标通常应当是显示临床受益的证据，如总生存的延长，或者已经建立的可以预测临床受益的替代终点。

目前常用的抗肿瘤疗效观察指标包括总生存期、无病生存期、无进展生存期、疾病进展时间、治疗失败时间、客观缓解率、患者自评结果和健康相关的生活质量，以及肿瘤标志物等。不同指标具有自身的优点和缺点，申请人应根据所研究的药物类别、肿瘤类型、当前临床治疗状况，以及开发目标等来综合考虑，选择合适的主要和次要疗效观察指标。总生存期通常被认为是评价药物临床获益的首选终点。

6. 安全性的观察和评价　安全性考察内容除了一般常规项目之外，应重点关注Ⅰ/Ⅱ期临床试验和非临床试验观察到的毒性及少见毒性。

7. 试验结束和终止　若预期的事件数未达到目标，出现与药物相关的死亡等应考虑提前终止或结束试验或对试验方案进行调整。在临床试验中若出现患者疾病进展，出现不可耐受的毒性导致患者无法继续用药，患者要求退出等不宜继续进行临床试验的情况时应考虑患者提前终止或退出试验。

8. Ⅲ期临床试验总结　试验结果总结应明确药物能否给患者带来确切的临床获益，如提高患者总生存期、延长肿瘤复发时间、延缓肿瘤进展时间、有效地缩小肿瘤体积、改善临床症状、提高生活质量等。应说明药物的急性毒性、亚急性毒性、慢性毒性、蓄积毒性、罕见毒性，与药物相关毒性反应的发生率、严重程度、持续时间、是否可逆、临床后果及处理方法等。

结合药物有效和安全性进行风险-效益评估。应说明在缺乏标准有效治疗的情况下，药物与安慰剂比较的绝对疗效如何。在有标准有效治疗的情况下，药物与标准有效治疗比较的相对疗效如何。通常期望能比较出受试药物的临床优势和价值。比如受试药物可以延长生存时间或可以提高生活质量。

三、临床研究报告

研究结束后应提供临床研究报告对药物临床试验过程和结果进行全面总结，应对各项试验的整体设计及其关键点给予清晰的阐述，应该包括必要的基础数据和分析方法，以便于能够重现对数据和结果的分析。

四、上市许可的要求

一般来讲，抗肿瘤药物的上市许可必须基于Ⅲ期确证性临床研究结果，必须获得试验药物肯定的临床获益结果，必须建立了有利的风险-效益关系。

第三节　总结与展望

深入了解临床候选药物的药代动力学性质及其毒性对于设计和实施最佳的药物治疗方案是必要的。影响药物 ADME 的因素有很多，比如给药方式、药物的吸收与其相关酶的结合、主要器官的代谢和排泄等。尽管人们在试验技术、研究设计和药物计量分析方面取得了长足的进步，但对药物处置和效果关系的深入理解仍然受到挑战，仍需要更加具体和准确的数据来了解临床候选治疗药物 ADME 的各个方面。充分了解相关知识不仅能促使我们在药效评价模型的建立方面日益成熟，还会有助于我们对治疗患者的新药物有更快速和全面有效的评估。

另外，在药物开发的过程中，药物急性毒性试验在初步揭示药物的毒性作用和了解其毒性影响的方面具有关键意义。从这些试验中获得的信息对于确定重复给药毒性试验的剂量计划，以及某些药物在临床试验中的初始剂量选择提供了重要的参考价值。此外，这些试验还能提供与人类药物过量引发的急性中毒相关的信息。

因此，利用现有技术并不断开发、拓展新技术，是检测临床候选药物安全性非常有利的工具，也是有望改善肿瘤患者生存的福音。未来将需要更多更能探索药物与人体作用的安全性的模型与技术，这将会进一步为肿瘤患者带来希望。

第十五章 肿瘤新药研发实例

第一节 前　言

蛋白质-蛋白质相互作用（PPI）是指两个或两个以上的蛋白质分子通过非共价键相互作用形成复合体的过程，是蛋白质和细胞功能调控的基本方式，构成了生物学过程的基础。在许多疾病中都存在着异常的 PPI，通过阻断异常的 PPI 恢复正常的生理学功能是重要的药物研发策略。然而，PPI 的界面往往没有明显的小分子结合口袋，且没有已知小分子配体作为参照，因此 PPI 往往被认为是不可成药靶点，令靶向 PPI 的药物设计困难重重。随着结构生物学、计算机辅助药物设计、虚拟筛选和荧光偏振、荧光共振能量转移等技术的不断进步和发展，大大加快了靶向 PPI 小分子药物的研发进程。这些小分子往往通过结合在 PPI 的作用界面，破坏、削弱或加强其相互作用来对 PPI 进行调节。在过去几十年里，药物研发人员在开发针对 PPI 靶向抑制剂的过程中通过高通量筛选、基于结构的虚拟筛选、基于结构的全新药物设计和多种方法的联用等手段，获得了一系列小分子抑制剂并进入临床试验，本章将通过介绍靶向 KRAS 小分子抑制剂的研发历程，使基于肿瘤的新药研发进程有更全面的认识。

第二节　KRAS 抑制剂研发进展

RAS 家族是包含一系列小 GTP 酶蛋白质的家族，在细胞信号转导、细胞增殖、细胞分化、胚胎发育等多种生物学过程中发挥重要作用。该家族包括 *HRAS*、*KRAS* 和 *NRAS* 三个基因，分别定位于 11、12 和 1 号染色体上，具有显著的序列同源性，但在功能和表达模式上存在差异。这些蛋白质被激活后，会调控下游信号通路，如 MAPK 通路、PI3K 通路等，从而调节基因转录、细胞周期、细胞生长等生物学过程。*KRAS* 是 *RAS* 家族中最常见的成员之一，其全名为"Kirsten 大鼠肉瘤病毒癌基因同源物"。在人的基因组中，有两个 *KRAS* 基因，分别命名为 *KRAS1* 和 *KRAS2*，分别位于第 6 号和第 12 号染色体的短臂上。其中，*KRAS1* 由于不能被转录成 RNA 而被称为"假基因"，而 *KRAS2* 具有转录、翻译等生物学活性。*KRAS* 是 *RAS* 家族中最常出现的亚型，*KRAS* 基因突变占 *RAS* 基因突变总数的 85%。当 *KRAS* 发生 G12D、G12V、G13D 这几种突变后，会破坏 GTP 酶激活蛋白（GTPase-activating protein，GAP）活性，*KRAS* 将通过与 GTP 结合被锁定在酪氨酸激酶活跃状态，激活下游的信号通路，刺激细胞增殖、迁移，最终促成肿瘤发生。

一、KRAS 的结构及功能

KRAS 是一种小 GTP 酶，其结构包含 4 个区域：①N 端：包含靶向分子的结构域，与其他信号分子进行交互。②GTP 酶结构域：KRAS 蛋白的 G 结构域由 166～168 个氨基酸残基组成，KRAS 的 G 结构域是由三个亚区域组成的，即 P-loop、switch Ⅰ 和 switch Ⅱ 区域。这些区域在小GTP 酶家族成员中高度保守，并且对于小 GTP 酶的功能至关重要。P-loop 区域位于 G 结构域的 N 端，包含一个保守的核苷酸结合基序（GXXXXGKS/T），其中 X 表示任意氨基酸，S/T 为丝氨酸或苏氨酸。该基序形成了一个磷酸酯结合环，用于识别和结合 GTP 或 GDP 分子。在 P-loop 区域，一个镁离子能够与磷酸根结合，帮助稳定核苷酸的结合。switch Ⅰ 区域位于 G 结构域的中间部分，包含一个保守的 Threonine（T）残基（T35），该残基在小 GTP 酶的活性调节中起着重要的作用。在 GTP 结合状态下，T35 通过磷酸化发生构象变化，与磷酸化的镁离子形成稳定的键合，从而促进 GTP 水解反应。switch Ⅱ区域位于 G 结构域的 C 端，包含一个保守的 Glutamine（Q）残基（Q61），该残基在小 GTP 酶的活性调节中也起着关键作用。在 GTP 结合状态下，Q61 向水解反应的 γ-磷酸根提供稳定的氢键，从而促进 GTP 水解反应。通过这些区域的结构变化，KRAS 能够调节 GTP 水解反应的速率和效率，从而控制其自身的活性状态和信号转导能力。③可变区域：位于 GTP 酶结构域和 C 端之间的区域，含有 12 个氨基酸残基（residue）。这个区域也被称为高变区（hypervariable region，HVR），因为其中氨基酸的序列在不同的 RAS 家族成员中具有很高的变异性，从而导致不同的 RAS 家族成员对于不同的效应蛋白具有不同的亲和力和特异性。此区域结合法尼基或异丙基（转录后修饰）以驱动 KRAS 锚定到细胞膜内侧。④ C 端：KRAS 的 C 端是指结构域中位于可变区域后面的 C 端区域，含 25 个氨基酸残基。在整个 RAS 家族中高度保守，而

且和 GTP 酶结构域和可变区域一样，对于 KRAS 的功能和信号转导起着重要作用，在 KRAS 的 C 端区域中还存在一个 CAAX 序列（residue 200-203），类似于可变区域中的 CAAX 序列，它也是一个四个氨基酸残基的序列，其中包括一个高度保守的 cysteine（C）残基。在 KRAS 的前体蛋白中，该残基被脂基化修饰，从而使 KRAS 能够与细胞膜结合（图 15-1）。

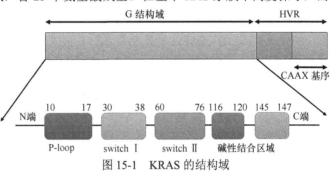

图 15-1　KRAS 的结构域

RAS 在细胞生信号调控中扮演关键角色。上游的细胞表面受体如 EGFR（ErbB1）、HER-2（ErbB2）、ErbB3 和 ErbB4，在接收外界信号后通过 RAS 蛋白将信号传递到下游，刺激细胞增殖和迁移。KRAS 存在两种状态，即"失活"和"激活"，其活性受结合于 GTP 或 GDP 而调控。当 KRAS 结合 GTP 时处于激活状态，随后 GTP 酶激活蛋白（GAP）可水解与 KRAS 结合的 GTP 为 GDP，使 KRAS 失活。在 GTP 结合状态下，KRAS 保持活性，能与其他信号分子相互作用，不断激活下游信号通路，如 PI3K、RAF-MEK-ERK（MAPK）、RAL-GEF 等。这些下游信号通路的激活刺激细胞增殖和迁移，最终促成肿瘤发生。而在 GDP 结合状态下，KRAS 失活，无法进行信号转导（图 15-2）。

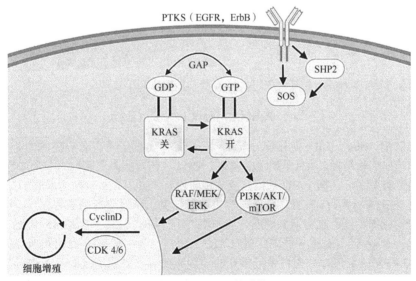

图 15-2　KRAS 的功能

二、靶向 KRAS 的抗肿瘤药物设计

KRAS 是 RAS 蛋白家族中的重要成员,该基因的突变直接影响针对 *EGFR* 基因的抗肿瘤药物的疗效。同时,*KRAS* 基因是否突变也是肿瘤预后的关键指标。当 *KRAS* 基因存在激活突变时,它可以绕过药物对 EGFR 的抑制作用,导致 EGFR 靶向治疗药物(如西妥昔和易瑞沙等)的疗效通常不佳。此外,*KRAS* 基因的激活突变是肿瘤患者预后较差的因素之一,与未激活突变的患者相比,其生存期往往更短。因此,*KRAS* 基因是否突变在预测 EGFR 抑制剂药物的治疗效果方面具有重要意义。正因如此,检测 *KRAS* 基因是否突变已成为肿瘤靶向药物治疗中的重要伴随诊断手段之一。

鉴于 KRAS 在肿瘤生长过程中的重要性,人们已着手开展了针对 KRAS 的靶向药物研发。然而,由于 KRAS 蛋白结构几乎呈球形且缺乏小分子结合位点,因此合成能够靶向结合并抑制其活性的小分子抑制剂具有极大的困难。因此,KRAS 已成为肿瘤药研发领域中被认为"不可成药"的靶标的代名词(图 15-3)。难点主要体现在:① KRAS 参与了人体许多正常的生理功能,且 KRAS 与 NRAS、HRAS 有很高的同源性,抑制 KRAS 活性的药物通常有较大的毒副作用。② KRAS 与 GDP 或 GTP 结合的口袋状的功能域是目前研究较为彻底的活性功能域,其与 GTP、GDP 的结合力非常强,亲和系数达到皮摩尔浓度(10^{-12})级,而正常细胞里面的 GDP、GTP 的浓度远高于与 KRAS 结合所需的浓度。设计出能与 GDP、GTP 竞争性结合 RAS 的小分子抑制剂难度较大。③设计出对突变型 KRAS 蛋白具有高选择性而不影响正常 KRAS 蛋白活性是十分有挑战性的工作。

然而,潜在的靶向 KRAS 蛋白的药物正处于开发阶段,如 KRAS[G12C] 抑制剂 AMG510,其通过特异性靶向 KRAS[G12C] 突变体抑制其活性,促使肿瘤细胞凋亡,令 KRAS 蛋白的靶向治疗成为可能。

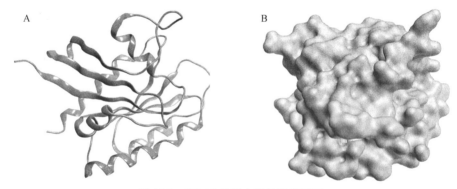

图 15-3　KRAS 的蛋白结构及表面图

三、AMG510 的研发过程

非小细胞肺癌(non-small cell lung cancer,NSCLC)占据了所有肺癌病例的 85%～90%。它通常比小细胞肺癌生长缓慢,并且早期较少发现。NSCLC 的发病率和死亡率在全球范围内都很高,是最常见的癌症类型之一。据 WHO 数据,全球每年约有 180 万人被诊断出 NSCLC,其中约 30% 非小细胞肺癌患者携带 *KRAS* 突变,临床研究表明,该类患者对化疗的应答欠佳,中位总生存期及 2 年生存率均较低。同时也有研究表明,约 10% 中国 NSCLC 患者有 *KRAS* 突变,其中 30% 有 KRAS[G12C] 突变(KRAS[G12C] 是指一种突变型的 KRAS 蛋白,其中氨基酸 12 处的天冬氨酸被半胱氨酸所取代)。这种突变是 KRAS 蛋白中最常见的一种突变,它导致了 KRAS 蛋白的异常活化,并在多种癌症中发挥着重要的作用。*KRAS* 突变与 NSCLC 的预后不良有关,并且可能会降低肿瘤对一些治疗方法的敏感性,如对 EGFR 抑制剂和免疫检查点抑制剂的敏感性,这使得 *KRAS* 突变成为 NSCLC 治疗中的一个重要阻碍并且已成为开发新型治疗方法的重点。

2013 年，绍卡特（Shokat）实验室研究人员发现了一个新的变构结合位点，该位点涉及非活性 KRAS^G12C 蛋白表面的 switch Ⅱ 区域，并且成功开发了一系列与 KRAS^G12C 突变体的半胱氨酸残基共价不可逆结合的化合物，其中最有效的化合物是化合物 12。在 Shokat 实验室首次公开其针对 KRAS^G12C 的研究之前，已有公司也在独立开展其自主研究项目，旨在寻找针对 KRAS^G12C 的共价抑制剂。该公司与一技术公司合作，利用其平台、定制库合成和筛选平台以及基于结构的设计，成功鉴定出一系列具有选择性的共价抑制剂，最终发现了高效的前导化合物 1，该化合物在生化和细胞实验中表现出对 KRAS^G12C 的高效失活。前导化合物 1 也能够结合到 switch Ⅱ 区域并共价结合到突变的半胱氨酸。然而，由于前导化合物 1 在啮齿动物体内的高清除率和低口服生物利用度，未能进入临床开发。随后经过安进公司进一步改进及优化药代动力学得到药物 AMG510（图 15-4、图 15-5）。

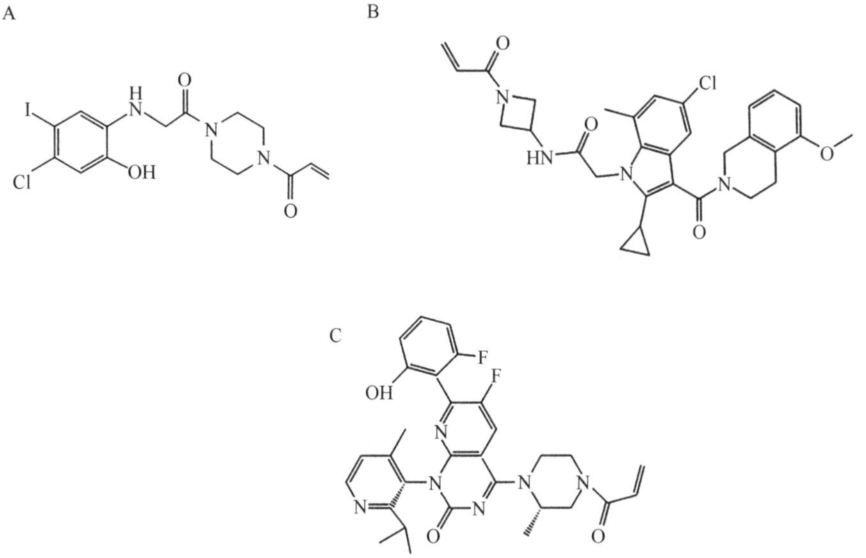

图 15-4 化学结构

A. 化合物 12；B. 前导化合物 1；C. AMG510

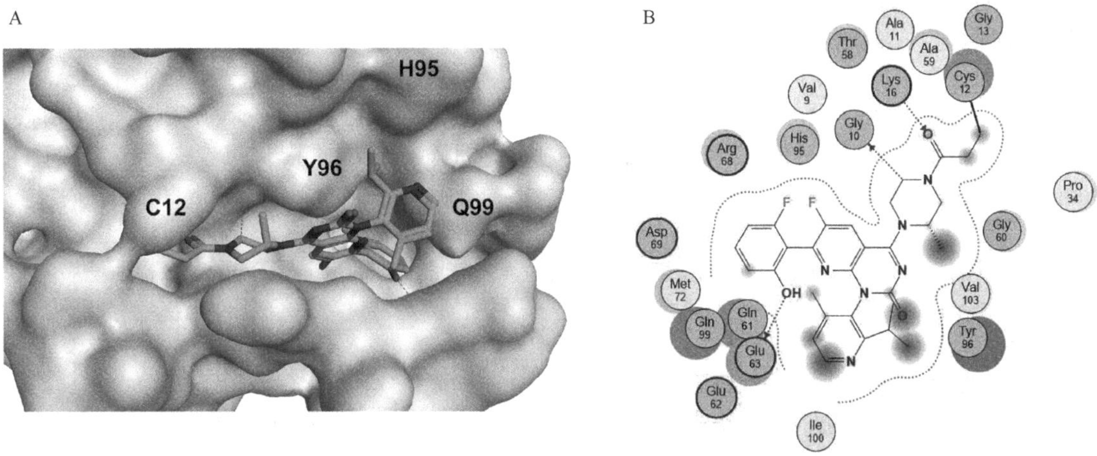

图 15-5 KRAS^G12C 蛋白与 AMG510 共晶结构（PDB ID: 6OIM）（A）及相互作用图（B）

临床前试验卡农（Canon）等证实了 AMG510 在细胞和小鼠肿瘤模型中表现出高效选择性。此外，Canon 等还研究了将 AMG510 与其他治疗方法结合使用的可能性，以评估组合治疗是否能够克服潜在的耐药性并增强对肿瘤细胞的杀伤作用。参考在治疗黑色素瘤时结合使用 BRAF 和 MEK 抑制剂的临床验证策略，他们研究了 AMG510 和多种 MAPK 和 AKT 信号通路抑制剂的组合，包括 HER 激酶、EGFR、SHP2、PI3K、AKT 和 MEK 抑制剂。多种组合都显示出协同作用，尤其是与 MEK 抑制剂曲美替尼（trametinib）联合使用，该组合在单层和球体细胞培养模型及小鼠肿瘤模型中显示出增强的抗肿瘤效果。鉴于 KRAS^{G12C} 突变在肺腺癌中的普遍存在，还研究了将 AMG510 与标准化疗药物卡铂结合使用的组合治疗。虽然两种药物单独使用都能显著抑制 KRAS^{G12C} 突变的 NCI-H358（NSCLC）移植小鼠模型的肿瘤生长，但联合治疗结果显示出更强的抗肿瘤活性。

这些临床前数据支持将 AMG510 与 MAPK 抑制剂或化疗药物联合使用，以潜在地绕过耐药机制、增强治疗效果并创造持久的治疗效果。因此，这种联合用药的策略在治疗方面具有重要的应用前景。为了研究肿瘤微环境中免疫系统上调的潜在作用机制，AMG510 治疗后的肿瘤 RNA 转录组学显示，干扰素信号转导、趋化因子产生、抗原加工、细胞毒性和自然杀伤细胞活性及固有免疫系统刺激的标志物增加。值得注意的是，趋化因子 Cxcl10 和 Cxcl11 的表达增加，这两个趋化因子是肿瘤抑制免疫细胞的关键趋化因子，这可能解释了 AMG510 治疗后免疫监视的增强。

四、AMG510 的临床试验进展

1. Ⅰ 期临床试验　此次试验旨在评估索托拉西布（Sotorasib）（AMG510）单药治疗 KRAS^{G12C} 突变的晚期实体瘤患者（共 129 例，包括 59 例 NSCLC 患者、42 例结直肠癌患者和 28 例其他类型肿瘤患者）的安全性、耐受性、药代动力学特征和疗效。这些患者之前未对铂类联合治疗或靶向治疗产生反应。治疗方案为口服 180mg、360mg、720mg 或 960mg 的 Sotorasib，每日 1 次，每个治疗周期为 21 天。患者的用药持续至疾病进展或出现无法耐受的副作用。在治疗过程中，73 例患者（占总数的 56.6%）发生了与治疗相关的不良事件，其中 15 例患者（占总数的 11.6%）报告了 3 级或 4 级不良事件。此外，Sotorasib 对结直肠癌、胰腺癌、子宫内膜癌、阑尾癌和黑色素瘤患者也显示出了疗效。

结直肠癌组和其他实体瘤组患者的 ORR 分别为 7.1% 和 14.3%，疾病控制率（DCR）分别为 73.8% 和 75.0%。本研究的结果表明，Sotorasib 对有 KRAS^{G12C} 突变的晚期实体瘤患者（尤其是 NSCLC 患者）是可耐受和有效的。

2. Ⅰb 期临床试验　确定 Sotorasib 与其他抗癌药物联用对 NSCLC 和其他癌症的疗效。在美国癌症研究协会、美国国家癌症研究所-欧洲癌症研究与治疗组织（AACR-NCI-EORTC）2021 大会上发表的这项研究纳入了有晚期 KRAS^{G12C} 突变，并且在铂类化疗或靶向治疗（包括 KRAS^{G12C} 抑制剂 Sotorasib 或 MRTX-849 单药治疗）后发生疾病进展的 NSCLC 患者。本临床试验中的患者每日 1 次口服 Sotorasib 和阿法替尼，截至 2021 年 7 月，在纳入的 33 例患者中，10 例接受了 960mg Sotorasib 和 20mg 阿法替尼治疗（队列 1），23 例接受了 960mg Sotorasib 和 30mg 阿法替尼治疗（队列 2）。中位治疗持续时间为 64 日。队列 1 和队列 2 的 ORR 分别为 20.0% 和 34.8%，DCR 分别为 70.0% 和 73.9%。中位无进展生存期为 4.1 个月。总的来说，Sotorasib 和阿法替尼联合治疗在 Sotorasib 单药治疗后病情进展的患者是有效的，然而，这种联合是否会产生意想不到的耐药性仍有待确定。

3. Ⅱ 期临床试验　评估了单用 Sotorasib 治疗局部晚期或转移性 KRAS^{G12C} 突变的 NSCLC 患者的疗效和安全性，这些患者之前接受过针对 KRAS 突变的 NSCLC 的标准治疗。在 126 名入组患者中，大多数（81.0%）之前已经接受过铂类化疗和 PD-1 或 PD-L1 抑制剂免疫治疗。其中 46 名患者出现了客观缓解。在这 46 名患者中，4 人出现了完全缓解，42 人出现了部分缓解。在研究次要终点时，100 名患者出现了疾病控制。整个 126 名患者队列的中位总生存期为 12.5 个月。这项临床试验也充分证明了 Sotorasib 的安全性及有效性。

4. Ⅲ期临床试验　本试验纳入了约 650 例 NSCLC 患者，主要目的是比较 Sotorasib 和多西他赛（有 KRAS^{G12C} 突变的晚期 NSCLC 的二线标准治疗药物）的疗效，该研究结果尚未报道。

表 15-1 总结了 Sotorasib 的临床试验及其试验结果。

表 15-1　Sotorasib 的临床试验及其试验结果

试验	疾病	阶段	药物	N（例）	ORR（%）	PFS（月）	OS（月）
CodeBreak100	实体瘤	Ⅰ	Sotorasib	129	32.2	6.3	
CodeBreak100	NSCLC	Ⅱ	Sotorasib	126	37.1	6.8	12.5
CodeBreak101	NSCLC	Ⅰb	Sotorasib960mg+ 阿法替尼 20mg	10	20		
			Sotorasib960mg+ 阿法替尼 30mg	23	34.8		
			Sotorasib+PD-1/PD-L1 抑制剂				
CodeBreak200	NSCLC	Ⅲ	Sotorasib 对比多西他赛	650			

注：NSCLC：肺非小细胞癌，N：样本量，ORR：客观缓解率，PFS：无进展生存期，OS：总生存期

根据临床试验结果，Sotorasib 在 2020 年 11 月获得了美国食品药品监督管理局（FDA）的紧急使用授权，并在 2021 年 5 月正式获批上市，成为世界上第一个针对 KRAS^{G12C} 突变的抗癌药物。目前，AMG510 正在进行全球范围的销售和推广。

第三节　总结与展望

虽然近几十年靶向 PPI 的小分子化合物研究有了较大的进展，但进入临床及后期的小分子数量非常少。飞速进步的药物研究实验技术虽然大大加速了 PPI 药物发现的进程，但也有其局限性。在小分子的设计思路上，PPI 小分子化合物一般应与蛋白结合界面有较好的契合度，能直接结合在 PPI 的表面，通过竞争性作用起到破坏 PPI 的效果。然而生物体内蛋白的种类繁多而且丰度不一，小分子化合物在进入生物体内易被其他的蛋白结合，其在到达靶点的有效浓度较低。且与传统药物不同，大部分 PPI 小分子因为要破坏大的蛋白互作界面，往往具有更大的结构和刚性，由此伴随着较大的分子量和较强的疏水性和差的透膜性。因此在开展 PPI 小分子化合物发现工作时需选择结构信息更为丰富的天然产物或者灵活运用基于片段的药物设计和整合策略来拓展化合物的结构。同时，由于 PPI 小分子化合物溶解性和过膜性差造成的对亲和力检测的限制仍需克服。因此，开发新的、更灵敏和更巧妙的实验技术和药物设计策略对于发现以 PPI 为靶点化合物的发现至关重要。

参 考 文 献

刘海龙, 王江, 林岱宗, 等, 2014. 先导化合物结构优化策略 (二) ——结构修饰降低潜在毒性. 药学学报, 49(1): 1-15.

吕万良, 汪贻广, 2022. 先进药剂学. 北京 : 北京大学医学出版社.

彭晶晶, 王江, 戴文豪, 等, 2020. 先导化合物结构优化策略 (七) ——肽类分子结构修饰与改造. 药学学报, 55(3): 427-445.

沈竹, 曹勤红, 2022. 酵母双杂交及其衍生技术应用研究进展. 农业生物技术学报, 30(12): 2425-2433.

宋芸, 2021. 活性多肽研究开发与应用. 北京 : 科学出版社.

唐赟, 2020. 药物设计学. 北京 : 化学工业出版社.

Agnew-Francis KA, Williams CM, 2020. Squaramides as bioisosteres in contemporary drug design. Chem Rev, 120(20): 11616-11650.

Blay V, Tolani B, Ho SP, et al., 2020. High-Throughput Screening: today's biochemical and cell-based approaches. Drug Discovery Today, 25(10): 1807-1821.

Chou FJ, Liu Y, Lang F, et al., 2021. D-2-hydroxyglutarate in glioma biology. Cells, 10(9): 2345.

Danzi F, Pacchiana R, Mafficini A, et al., 2023. To metabolomics and beyond: a technological portfolio to investigate cancer metabolism. Signal Transduct Target Ther, 8(1): 137.

Fu Z, Li S, Han S, et al., 2022. Antibody drug conjugate: the "biological missile" for targeted cancer therapy. Signal Transduct Target Ther, 7(1): 93.

Geng WC, Sessler JL, Guo DS, 2020. Supramolecular prodrugs based on host-guest interactions. Chem Soc Rev, 49(8): 2303-2315.

Gentile DR, Rathinaswamy MK, Jenkins ML, et al., 2017. Ras binder induces a modified switch-II pocket in GTP and GDP states. Cell Chem Biol, 24(12): 1455-1466. e14.

Goodnow RA, Dumelin CE, Keefe AD, 2016. DNA-encoded chemistry: enabling the deeper sampling of chemical space. Nature Reviews Drug Discovery, 16(2): 131-147.

Has C, Sunthar P, 2020. A comprehensive review on recent preparation techniques of liposomes. J Liposome Res, 30(4): 336-365.

Hedlund E, Deng Q, 2018. Single-cell RNA sequencing: Technical advancements and biological applications. Molecular Aspects of Medicine, 59: 36-46.

Hong DS, Fakih MG, Strickler JH, et al., 2020. KRAS(G12C) inhibition with sotorasib in advanced solid tumors. N Engl J Med, 383(13): 1207-1217.

Jaroszewicz W, Morcinek-Orłowska J, Pierzynowska K, et al., 2022. Phage display and other peptide display technologies. FEMS Microbiol Rev, 46(2): fuab052.

Kyuseok IM, Sergey M, Mareninov M, et al., 2019. An introduction to performing immunofluorescence staining. Methods Mol Biol, 1897: 299-311.

Lanman BA, Allen JR, Allen JG, et al., 2020. Discovery of a covalent inhibitor of KRAS(G12C) (AMG 510) for the treatment of solid tumors. J Med Chem, 63(1):52-65.

Liang Y, 2010. Applications of isothermal titration calorimetry in protein science. Acta Biochim Biophys Sin, 40(7): 565-576.

Lu Y, Li Y, Wu W, 2016. Injected nanocrystals for targeted drug delivery. Acta Pharm Sin B, 6(2): 106-113.

McPherson A, Gavira J A, 2014. Introduction to protein crystallization. Acta Crystallogr F Struct Biol Commun, 70(Pt 1): 2-20.

Mehellou Y, Rattan HS, Balzarini J, 2018. The protide prodrug technology: from the concept to the clinic. J Med Chem, 61(6): 2211-2226.

Mullard A, 2021. FDA approves 100th monoclonal antibody product. Nat Rev Drug Discov, 20(7): 491-495.

Muttenthaler M, King GF, Adams DJ, et al., 2021. Trends in peptide drug discovery. Nat Rev Drug Discov, 20(4): 309-325.

Schmidt DR, Patel R, Kirsch DG, et al., 2021. Metabolomics in cancer research and emerging applications in clinical oncology. CA Cancer J Clin, 71(4): 333-358.

Sheng WJ, Zhang CY, Mohiuddin TM, et al., 2023. Multiplex immunofluorescence: a powerful tool in cancer immunotherapy. Int J Mol Sci, 24(4): 3086.

Su Y, Zhang BL, Sun RW, et al., 2021. PLGA-based biodegradable microspheres in drug delivery: recent advances in research and application. Drug Deliv, 28(1): 1397-1418.

Sun H, Tawa G, Wallqvist A, 2012. Classification of scaffold-hopping approaches. Drug Discov Today, 17(7/8): 310-324.

Szilasi A, Koltai Z, Dénes L, et al., 2022. In situ hybridization of feline leukemia virus in a case of osteochondromatosis. Vet Sci, 9(2): 59.

Tabatabaei MS, Ahmed M, 2022. Enzyme-linked immunosorbent assay (ELISA). Methods Mol Biol, 2508: 115-134

Wang CY, Kent B, Thudium, et al., 2014. In vitro characterization of the anti-PD-1 antibody nivolumab, BMS-936558, and in vivo toxicology in non-human primates. Cancer Immunol Res, 2(9): 846-856.

Zhang X, Zhang X, Gao H, et al., 2022. Phage display derived peptides for Alzheimer's disease therapy and diagnosis. Theranostics, 12(5): 2041-2062.

Zhang YJ, Zhang HR, Ghosh D, et al., 2020. Just how prevalent are peptide therapeutic products? A critical review. Int J Pharm, 587: 119491.

Zhou ZX, Liu XR, Zhu DC, et al., 2017. Nonviral cancer gene therapy: Delivery cascade and vector nanoproperty integration. Adv Drug Deliv Rev, 115: 115-154.